大展好書　好書大展

品嘗好書　冠群可期

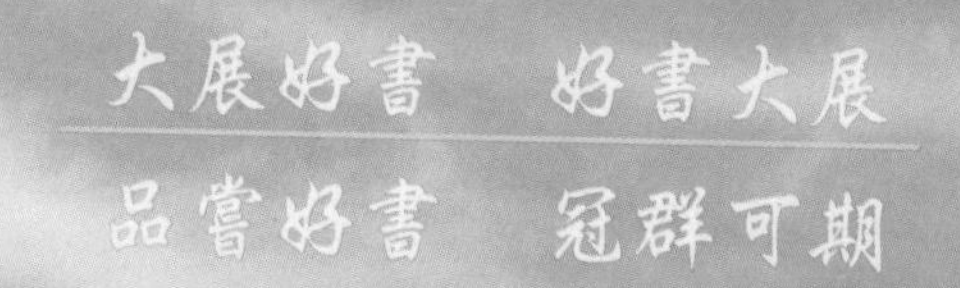
大展好書　好書大展
品嘗好書　冠群可期

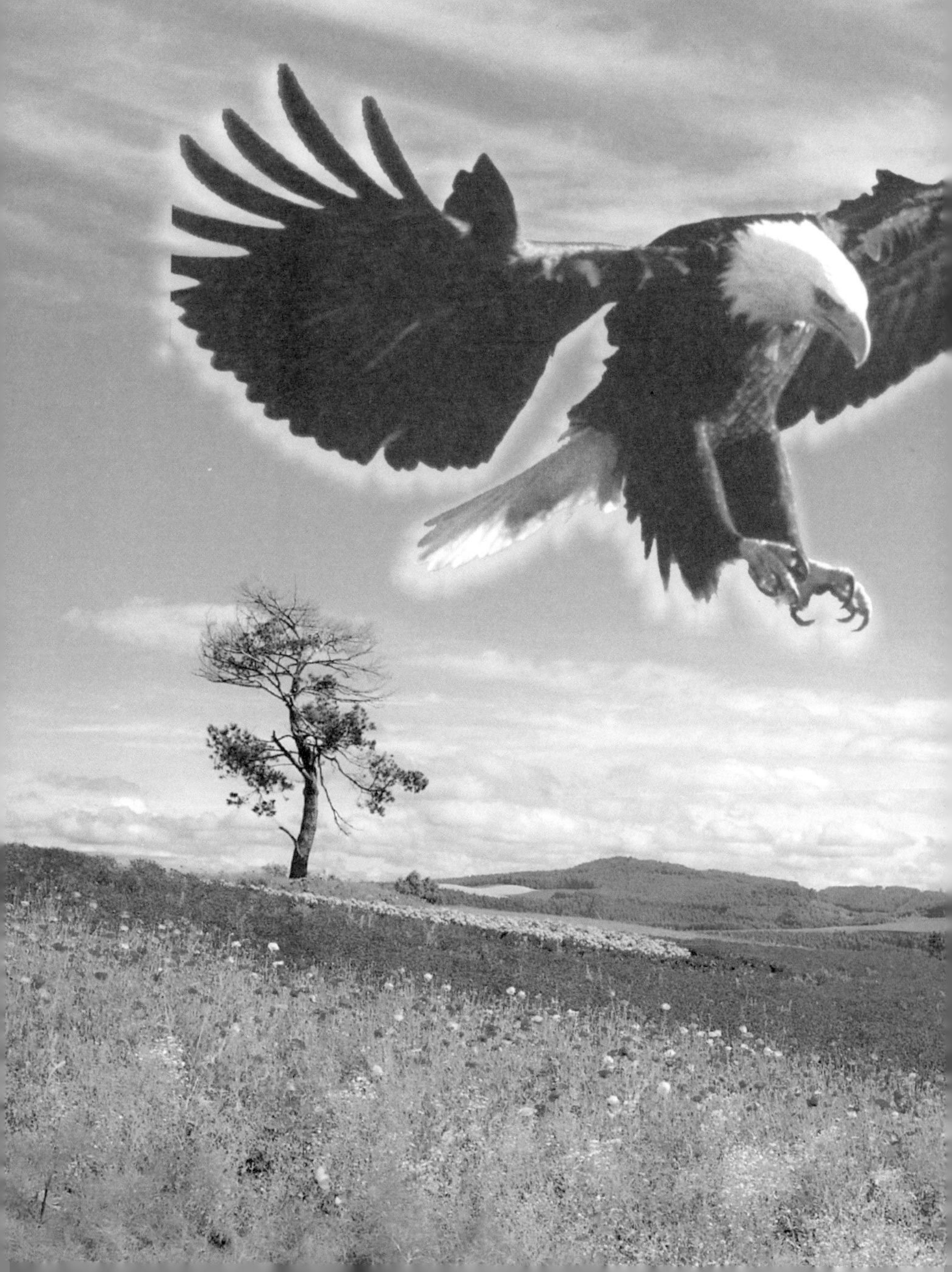

健康加油站7

高血壓健康診療

鈴木洋通
奈良昌治 著

李久霖 譯

大展出版社有限公司

前言

在瞬息萬變的現代，人類身心承受強大的壓力。壓力越強，首先出現反應的就是血壓。但是，如果血壓不是很高的話，則很難自覺到症狀的出現，甚至可能只注意到胃痛的症狀，而未發現血壓的變化。直到接受身體檢查時，才赫然發現自己罹患了高血壓。

具體而言，「血壓較高」是指舒張壓為九十mmHg左右、收縮壓為一四〇mmHg左右。超過九十與一四〇的數值則為「輕症」，也是屬於高血壓患者之一。血壓一旦升高，就會促進動脈硬化，而動脈硬化進行，就會使得血壓變得更高，形成惡性循環。

任何疾病都是如此，如果能在症狀輕微或罹患疾病之前使身體恢復正常狀況，那麼，就不必進行真正的治療。就算血壓在較高的狀態下，但只要注意飲食和運動的問題，也能恢復為正常數值。總之，不能因為症狀輕微就置之不理。請從今天就開始著手修正軌道吧！

目錄

第2章 「高血壓」放任不管會造成何種結果

第3章 為什麼血壓會「升高」

第4章 如何使血壓恢復為正常值

第5章 這時要利用藥物加以治療

第1章

「血壓較高」是屬於何種狀態

WHO診斷為高血壓的標準

血壓是檢查健康狀態的重要因素之一。被診斷為血壓較高的人，在控制血壓的同時，為了預防併發症，則要定期接受心臟和血液的檢查。

⊙血壓值是表現健康狀態的指標

血壓是指加諸於血管壁的血流壓力。血壓較高時，會對心臟和血管造成負擔，產生毛病。因此，血壓值可說是了解健康狀態的指標之一。

通常，心臟會按照一定的節律反覆進行收縮與擴張，對血管施加壓力。心臟加諸於血管的壓力作用有高有低。心臟收縮時，加諸於動脈血管壁的壓力稱為收縮期血壓（收縮壓），而心臟擴張時，加諸於血管內的壓力稱為舒張期血壓（舒張壓）。經由檢查測量這兩個數值，如果兩者或其中任何一者的數值較高，那麼就可以診斷為高血壓了。

⊙WHO制定的嚴格標準指標

WHO（世界衛生組織）和ISH（國際高血壓學會）在一九九九年二月制定了標準，認為最理想的血壓範圍（最優血壓），應該是收縮壓為一一九mmHg以下，舒張壓為七十九mmHg以下。

如果收縮壓為一四〇mmHg以上或舒張壓為九十mmHg以上，那就算是高血壓了。此外，就算收縮壓在一三〇mmHg以上，或舒張壓為八十五mmHg以上的正常範圍內，但卻屬於正常高值，亦即雖然在正常範圍內，但數值偏高了些。

診斷為高血壓時，為了了解原因及有無併發症，則要儘早就醫。

血壓較高的人，必須接受眼底、尿液、血液、胸部X光、心電圖超音波及腹部超音波等檢查。

！高血壓併發症的主要檢查

●眼底檢查…眼睛底部的「眼底」，是由視網膜等所構成的眼睛最深處的組織，在此可以直接觀察到血管。調查此處，即可推測全身的血管狀態。

●尿液檢查…長期持續高血壓的狀態，會引起腎臟毛病，

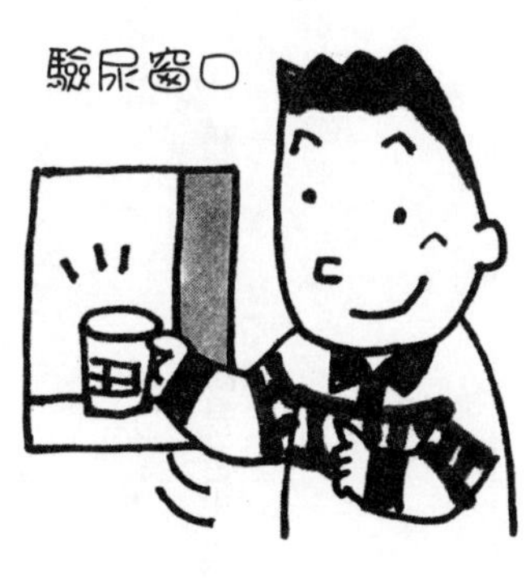

因此要接受尿液檢查，調查腎臟是否出現問題。

●血液檢查：調查血液成分或溶於血液中的膽固醇、中性脂肪等。

●心電圖超音波檢查：將心臟所發生的微弱電氣信號畫成波形，藉此調查心臟是否出現異常。

memo

WHO的血壓標準

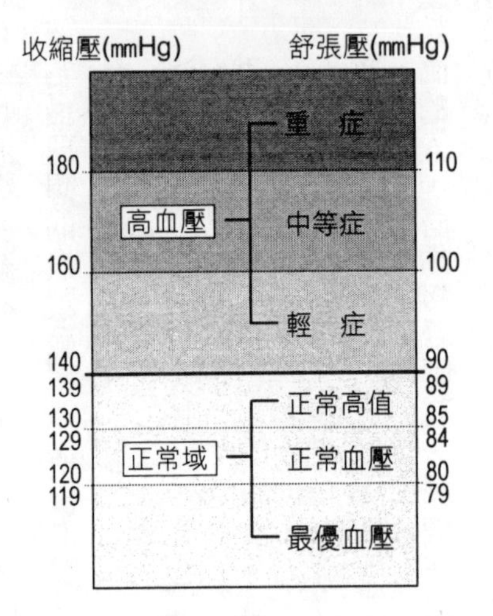

如上表所示，WHO的指標是依照不同症狀而將血壓的程度分為三個階段。當收縮壓為140mmHg以上時則為輕症，再往上每增加20mmHg則為中等症、重症。而當舒張壓為90mmHg以上時則為輕症，再往上每超過10mmHg則為中等症、重症。

此外，正常範圍的血壓，又可細分為正常高值、正常血壓、最優血壓三種，必須嚴加控制。

（WHO／ISH、1999 年）

一天之中血壓會上下起伏振盪

血壓在一天之中會產生變動。不僅是跑跳時，緊張或忿怒時也會影響血壓的數值。因此，要經由數次的測量來判定是否為高血壓。

⊙早上起床後血壓開始上升，到了晚上時開始下降

血壓並不是經常保持一定，在一天內會有起伏振盪。

一般的形態是在睡覺時最低，早上起床後開始上升，在白天保持較高的狀態，到了晚上開始下降。

一天之中，活動量最多的三點左右血壓最高，而在睡眠時保持較低的數值。因此，一天內的血壓會變動，這就是血壓的「日內變動」。

我們的身體因為活動而使交感神經緊張，會促進使心搏量增加、使末梢血管收縮的激素的分泌。

此外，如果不斷的活動，就會增加身體熱量的消耗，這時，心臟就必須要將血液送到體內的細胞中。所以，在活動旺盛或運動時血壓會上升。此外，起床時或用

餐、排便、排尿時，血壓也會暫時上升。

⊙冬天血壓比夏天更高

血壓會隨著季節的不同而產生變化。一般而言，在暑夏時血壓較低，而在寒冬時血壓較高。暴露在寒冷當中，為了防止熱放散，血管收縮，交感神經緊張，因此血壓升高。

memo

在家中測量血壓時

家庭用血壓計有各種不同的種類。大部分家庭用血壓計能夠測量收縮壓，但必須利用計算的方式來求得舒張壓，所以會出現一些誤差。

種類包括利用手腕或手指來測定型，不過，最好選擇測量上臂的血壓計。

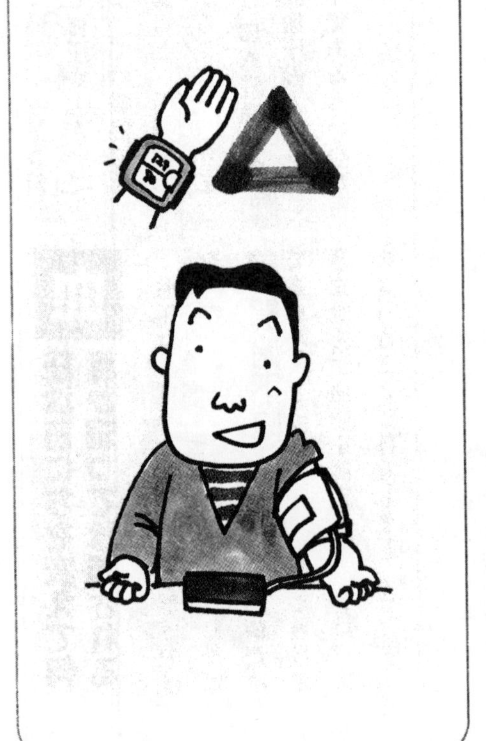

此外，寒冬時節突然從溫暖的室內走出寒冷的戶外中，或長時間暴露在寒風中釣魚、觀賞運動比賽等，也會使得血壓上升。

即使是輕症高血壓的人，上升的幅度也很大。因此，經由檢查而診斷血壓較高的人，則要特別注意。

另外，精神緊張或興奮時，血壓也會上升。就如同「血氣上衝」的說法一樣，交感神經功能活絡時，血壓會上升。有些人在醫院接受血壓測量時，會因為緊張與不安而使得血壓上升。這就稱為「白衣性高血壓」。輕症高血壓患者中有三十％為白衣性高血壓。

⊙必須在不同日子數次測量血壓才能做出正確診斷

血壓不只在一天內會產生變動，也會因測量方式的不同而產生變動。因此，不能只就一次測得的數值就診斷為高血壓。測量血壓時，要注意十九頁的事項。

❗一次測量較高時並不能診斷為高血壓

血壓會因為興奮、緊張、環境等因素而暫時上升，但是，等到身心恢復平靜時，血壓又會恢復正常。

在這種狀態下，即使血壓值較高，也不能算是高血壓症。罹患高血壓症時，在初期血壓可能較高，或有時正常、有時出現變動，然後慢慢的固定為較高的狀態。

亦即要多測量幾次，如果經常都是保持較高的狀態，就可以診斷是高血壓症。血壓的日內變動具有個人差，因此，高血壓患者要了解自己的變動，避免血壓出現明顯的振盪。

❗冬天容易出現心肌梗塞或腦中風

冬天由於溫差較大，血壓容易上升，而與血壓有關的疾病也會增加。尤其是老年人或有動脈硬化的人，只要稍微受點刺激，血壓就會出現極大的變動。半夜在寒氣中起床上廁所，或泡澡前在更衣室脫衣服時需要注意。要花點工夫保持廁所和更衣室的溫暖。

測量血壓時的注意事項

●先坐下來安靜10分鐘後再測量。

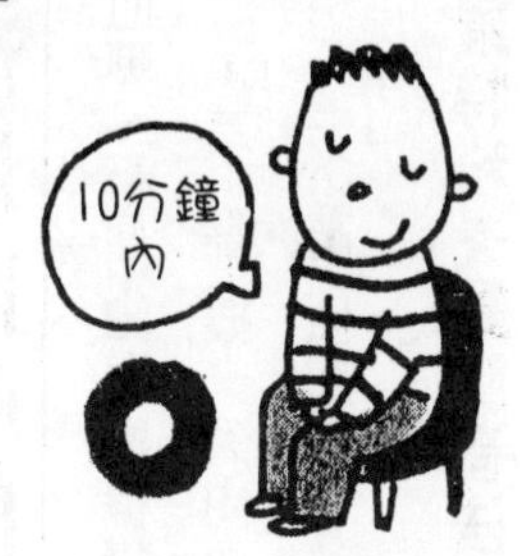

●選擇早上剛起床、早餐後、下午3點、就寢前等相同的時間帶，在不同的日子測量3次，以其平均值為標準。

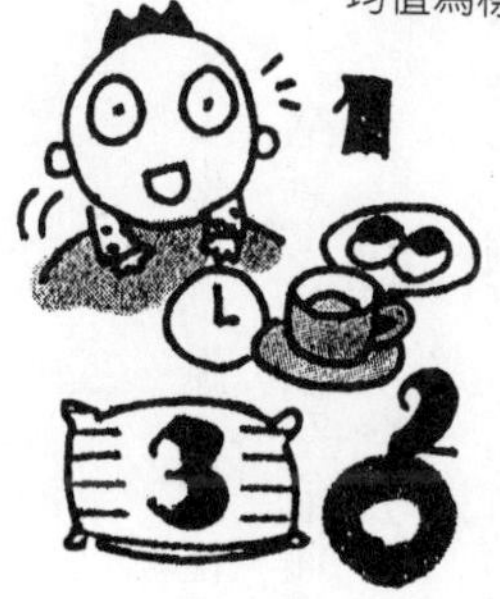

●測量前的30分鐘到1小時不要用餐、運動、泡澡及喝酒等。

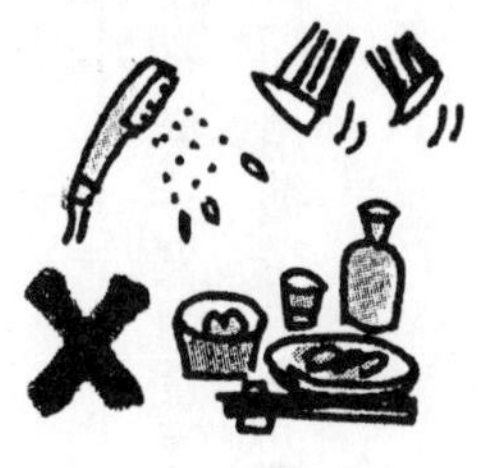

●不要在過於寒冷或暑熱的地方測量。

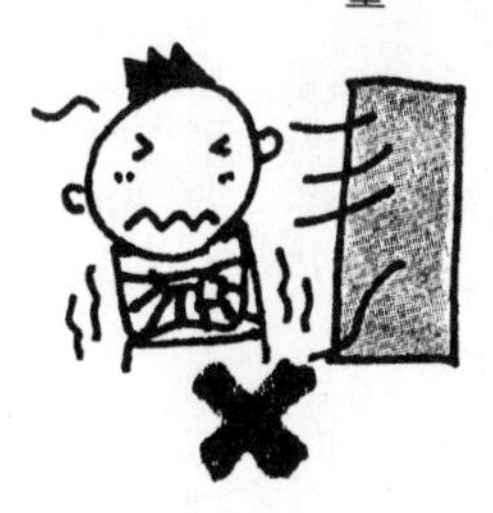

COLUMN

各種測量血壓的方法

測量血壓，包括由醫療機構來進行或利用家庭血壓計來測量等方法。此外，疑似高血壓時，為了掌握一天內血壓的變動，則可以利用攜帶二十四小時血壓計自動記錄的方法。一般所使用的方法如下。

●科羅特科夫動脈音法

主要是醫療機構所進行的方法。

在上臂裏住血壓帶，送入空氣，壓迫動脈，抵住聽診器，加諸壓力，當聽不到血液流動的聲音時，就要停入送入空氣，並讓空氣慢慢的流失，減弱壓力，這時又可以再度聽到血液流動的聲音了。

開始聽到這個聲音時的數值就是收縮壓，而持續釋放空氣，減弱壓力，聲音逐漸變小，然後到完全聽不到聲音時的數值就是舒張壓。

●血壓計法

是指利用家庭用血壓計進行測量的方法。

將血壓帶裹住上臂，壓迫動脈，在減弱壓力時，振動的動脈壁的血流藉著振動感應器感應到而進行測定。此外，還有數種家庭用自動血壓計，不論哪一種都很容易使用，而且攜帶方便。

●二十四小時測定法

血壓容易產生變動，為了確認是否為真正需要治療的高血壓，因此，可利用二十四小時血壓計來測定血壓。每隔一定的時間自動的測定血壓，調查日內變動。但是，只有醫療機構才能進行這個方法。

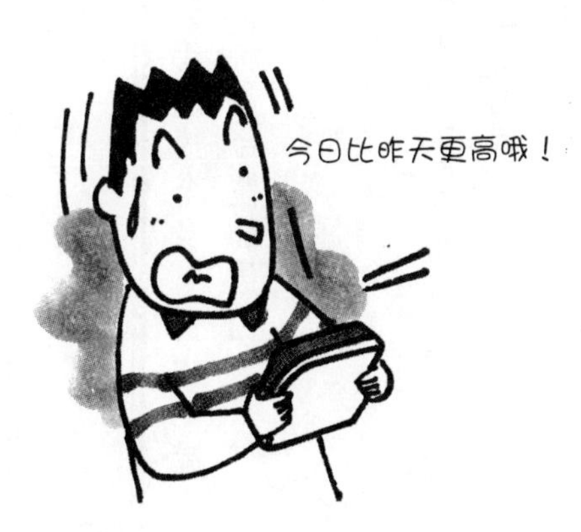

血壓是維持生命的原動力

由心臟送出的血液，將成為生命根源的氧和營養送達全身。而由心臟送出的血液推擠血管壁的力量就是血壓，血壓就是維持生命體的原動力。

⊙血液將營養送達全身

我們的身體是由六十兆個細胞所構成，每個細胞都必須由血液供應營養和氧。血液不光是運送這些物質，不需要的老舊廢物和二氧化碳，也會由血液進行回收，亦即它具有運輸卡車的作用。

血液的通道是血管，在體內，靜脈、動脈、毛細血管等如網眼般的遍佈全身，能夠將營養送達全身。

⊙心臟每分鐘收縮、擴張七十下送出血液

具有送出血液作用的就是心臟。

靜脈血液，首先由右心房進入右心室，通過肺動脈，送達肺。在此吸收氧的血

液，通過左心房移動到左心室。這時左心室收縮，內部壓力提高，通往血管出口的主動脈瓣張開，血液就會一口氣衝向主動脈。

然後經過中、小動脈，由細動脈進入毛細血管。毛細血管接收不需要的廢物之後，血液再通過靜脈回到心臟。

心臟收縮與擴張的動作，每分鐘進行七十下，藉此將血液送達全身各個角度。

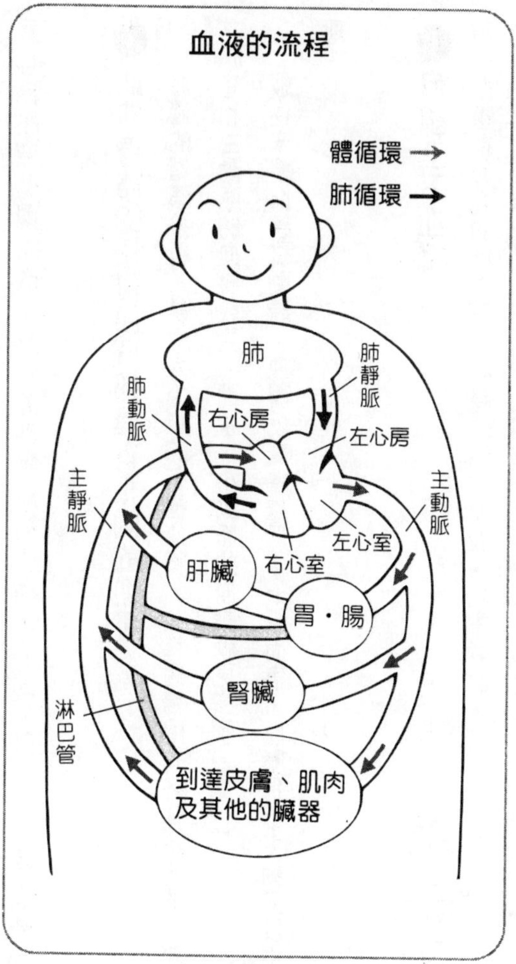

血液的流程

體循環 →
肺循環 →
肺
肺靜脈
肺動脈
右心房
左心房
主靜脈
主動脈
左心室
右心室
肝臟
胃・腸
腎臟
淋巴管
到達皮膚、肌肉及其他的臟器

藉由心臟的強大收縮力擠出血液的時候，動脈壁會承受強大的壓力。這就是血壓。

像如此般，我們藉

著心臟血液循環所產生的代謝活動維持生命，而血壓就是維持生命體的原動力。

並非身體的任何部分都具有相同的血壓

血液的循環途徑，是大大小小的各種血管，在每個場所有各種不同的血壓。送出血液的左心室和主動脈的血壓較高，而中、小動脈的血壓就更高了。越往末梢血管流動時，血壓就變得越低。一般而言，血壓是指主動脈及中、小動脈的血壓。

何謂上下血壓

血壓在最高的狀態下，心臟收縮、血液送到主動脈，這時的血壓就稱為「收縮壓」，也稱為「最高血壓」或「上壓」。血壓最低的狀態，是指通過靜脈回來的血液所形成的血壓，這時的血壓就稱為「舒張壓」，也稱為「最低血壓」或「下血壓」。

上血壓與下血壓

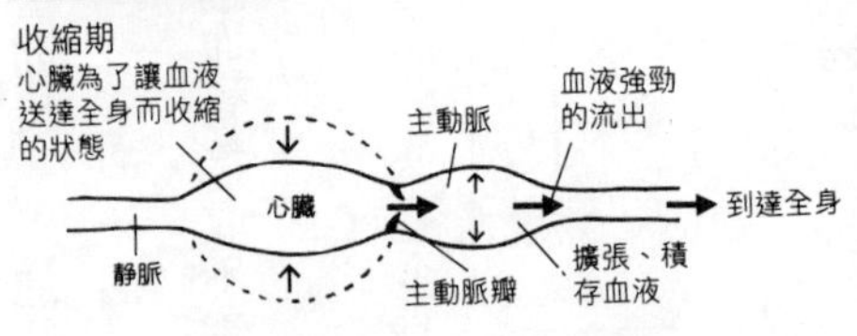

上血壓＝收縮期（心臟收縮，將血液送達全身的狀態）的血壓

下血壓＝舒張期（從全身回來的血液積存在心臟、心臟擴張的狀態）的血壓

心臟反覆進行收縮與擴張，讓血液循環於全身。

血壓會上下振盪的五大要因

血壓變動有五種要因，關係密切，可以調整血壓。因原因不同，有時可能只有舒張壓較高，而高血壓的形態也會不同。

⊙血壓會因為一些小因素而出現變動

任何人的血壓都不會一直保持平穩，例如，興奮時血壓會上升。亦即血壓會因為一些小因素而產生變動。

決定血壓的要因有以下五種。

●心搏量

心搏量是指心臟跳動一次時所擠出的血量。心臟發揮作用而使得水泵力（收縮力）較高時，血壓就會上升。

●末梢血管阻力

血液流到末梢血管而承受阻力時，會使血壓

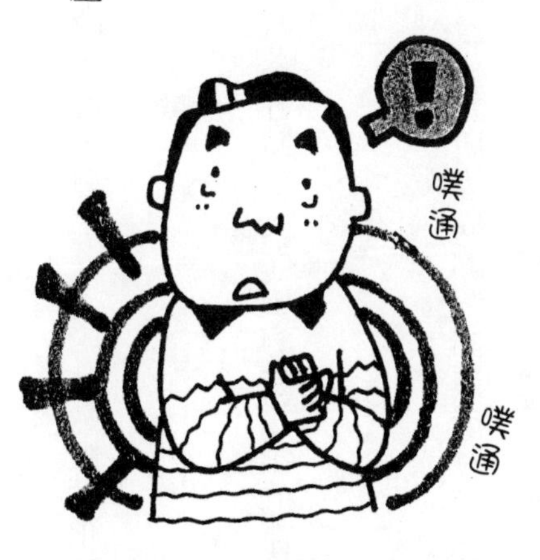

心臟的收縮力提高時血壓會上升

上升。感覺寒冷，或因為壓力而使毛細血管收縮時，血壓會上升。因為動脈硬化等原因而血管阻力上升時，血壓也會上升。

●循環血液量

因為受傷而導致大量出血時，循環在體內的血量會減少。而由心臟送出的血量減少，血壓就會下降。

●血液的黏稠度

血液是由稱為血漿的液體成分和紅血球等固體成分所構成的。固體成分的比例增加時，就會提升血液的黏度。當血液出現黏性時，就很難通過末梢血管等細小的血管。因此，心臟的收縮力增強，血壓上升。

●主動脈的彈性

因為動脈硬化等因素使得血管變硬、失去彈性時，血液難以順暢的流動，就會使得血壓上升。

在這五大要因之中，「心搏量」和「末梢血管阻力」更是引起高血壓的重大要因。尤其末梢血管阻力，會因為增齡而出現動脈硬化或使血壓上升的物質增加，造成阻力增加。此外，能夠擴張血管的物質減少，也是引起高血壓的重大要因。

❗末梢血管阻力會使收縮壓和舒張壓都升高

與末梢血管阻力關係最密切的，就是細動脈收縮。細動脈收縮時，則會增大血液流動的阻力。

如果血壓不能上升，則血液就無法充分供應重要的組織或臟器，因此，必須承受較高的壓力，確保相同的血量。

當壓力加諸於比較細小的血管時，因為要流入等量的血液，所以，收縮壓和舒張壓都會升高。

❗在心搏量增加時，只有收縮壓升高

如果是只有收縮壓升高的情況，則和心搏量的增加以及主動脈的彈性降低有關。

心搏量增加的心臟病或帕金森氏症患者，以及動脈彈性降低的高齡者等會出現這種現象。

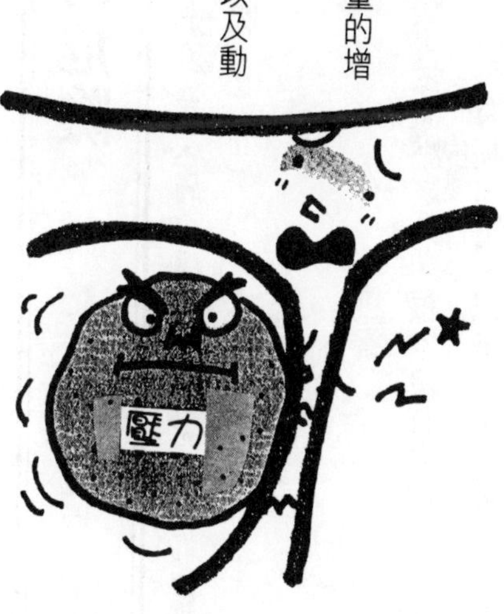

因為壓力而毛細血管收縮時血壓會上升

血壓較高時有併發症的危險

血壓較高的人，罹患心肌梗塞或腦中風等疾病的機率較高。在初期幾乎沒有自覺症狀，但是體內確實出現了異狀。

⊙血壓較高但卻沒有自覺症狀

高血壓幾乎都沒有自覺症狀，因此，除了量血壓之外，根本沒有方法可以知道是否罹患高血壓。所以，很多人並沒有發現自己有高血壓。但是，不治療高血壓的話，則身體會出現各種毛病。

高血壓在初期時會出現血壓的變動現象，有時較高，有時正常，但是，如果不治療，就會慢慢的固定在較高的狀態。從這時候開始，高血壓就會引起各種的併發症。高血壓的可怕之處，並不只是在於血壓較高而已，而是在於血壓升高之後，就容易罹患心臟或血管方面的疾病。

⊙對高血壓置之不理將會引起致命的疾病

一旦出現高血壓時，如果心臟和血管健康，則不會立刻導致死亡。但是，放任這種情況不管，將來一定會出現其他的疾病。

放任不管，會使得症狀惡化，引起腦中風、心肌梗塞等可能會置人於死地的疾病。

隱藏在高血壓背後的危險

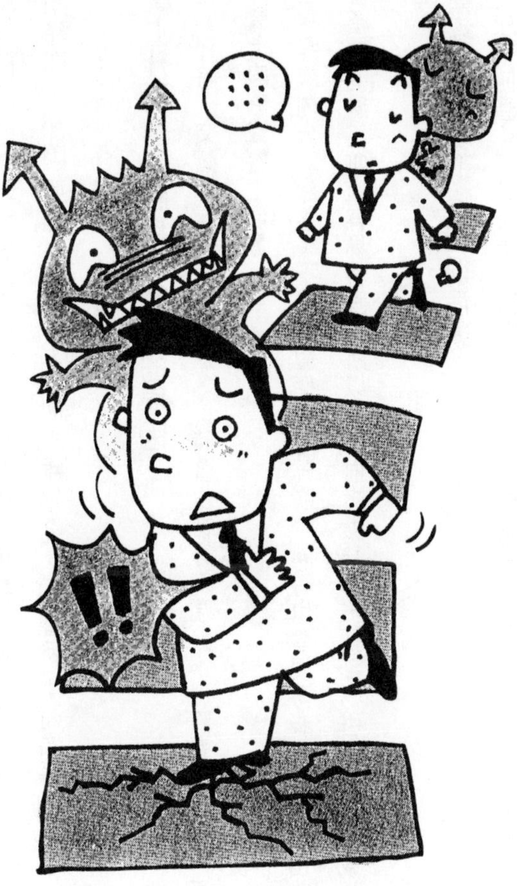

在沒有自覺症狀的情況下，血壓值較高的狀態會慢慢的固定，結果就可能會引起心臟病或腦中風，要小心。

並沒有特別自覺到疾病存在的中高年齡層，猝死的例子增加了。原本正是迎向事業的顛峰期，卻因放任高血壓不管而英年早逝，這種例子時有所聞。

血壓上升而會引起疾病發作的原因

血壓上升時，交感神經緊張、亢進，這時會由神經末端分泌出降腎上腺素，而由腎上腺分泌出降腎上腺素或腎上腺素。

這些神經或內分泌激素，不光是會使血壓升高，同時也會使得心臟活動超出必要界限，導致血管產生毛病，血液容易凝固。所以，當血壓上升時，就容易引發心臟病或腦中風。

血壓驟然過度下降也很危險

相反的，血壓過度下降時，組織缺氧，腦和腎功能就會出現毛病。血壓突然下降時，會形成高度的血液流動障礙，或是血液停止流動，引起意識昏迷。腦的血液流動暫停數分鐘而無法恢復意識時，就會喪失腦部功能。

COLUMN

低血壓是疾病嗎？

一般而言，當收縮壓比平均值更低時，就稱為低血壓。包括疾病原因清楚與不明的二種形態。

原因不明的低血壓，以消瘦型的女型較多見，沒有特別症狀，也不需要治療。在站起來時，會出現頭暈的現象，有頭重感、肩膀酸痛等症狀。

嚴重時，需要服藥。雖然不會影響日常生活，但是早上起不來，整個上午覺得精疲力竭。輕微的低血壓，只要攝取蛋白質含量較多的食物並且做適度的運動，就能夠改善症狀，不用擔心。

如果是擁有明確原因疾病的低血壓，

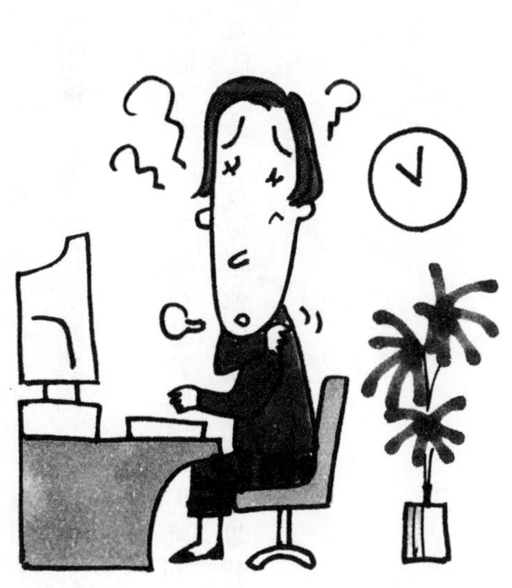

那麼就要接受治療了。當然，依症狀或疾病的不同，治療法也不同，但是，如果從某個年齡開始血壓突然下降，或是出現嚴重的頭暈，則可能是心臟或內分泌系統方面的疾病，要儘早就醫。

年輕時低血壓的人，上了年紀之後血壓可能會上升，有時甚至會出現高血壓的現象。所以，不可認為平常血壓較低就可以高枕無憂。就算是低血壓，也要定期接受檢查。

第2章

「高血壓」放任不管會造成何種結果

日本有三千萬人高血壓患者

「高血壓」在生活習慣病中擁有最多的患者。因為沒有自覺症狀而令人安心，但是疾病卻會在不知不覺中惡化。年過四十歲以後要特別注意。

⊙雖是最多人罹患的疾病但卻被置之不理

成人每四～五人中就有一人，而五十歲以上則有二人是高血壓患者。包括輕症高血壓在內，日本全國有三千萬人高血壓患者。

另外，在醫療機構接受治療的患者中，也以高血壓患者的人數佔最多，因此，就某種意義而言，高血壓可以說是「國病」。

不過，很多人即使知道自己有高血壓，也置之不理。高血壓從初期到中期，幾乎沒有自覺症狀，所以，很多人都不認為它是可怕的疾病。

但是就算沒有症狀，然而只要持續出現血壓較高的狀態，就一定會導致症狀惡化。同時，腦、心臟、腎臟等也會出現異常。

所以，高血壓別名「沈默殺手」。

⊙年過四十歲要注意併發症的危險

高血壓患者，多半是年紀較大的人。不過，在年過四十歲以後，患者明顯的增加。四十歲以後，開始出現由動脈硬化所引起的症狀，而血壓較高的人，可能會促進動脈硬化。

一旦血壓較高時，則不只是心臟或血管方面的疾病，甚至併發動脈硬化所引起的疾病的危險性也較高。

此外，也容易罹患其他的各種疾病。但是，只要知道原因是在於高血壓，就能減輕這些疾病。

日本的高血壓患者數

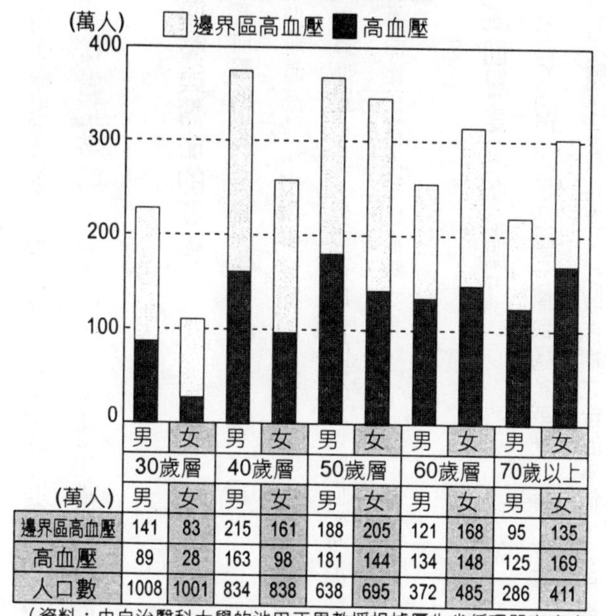

(萬人)	30歲層 男	30歲層 女	40歲層 男	40歲層 女	50歲層 男	50歲層 女	60歲層 男	60歲層 女	70歲以上 男	70歲以上 女
邊界區高血壓	141	83	215	161	188	205	121	168	95	135
高血壓	89	28	163	98	181	144	134	148	125	169
人口數	1008	1001	834	838	638	695	372	485	286	411

（資料：由自治醫科大學的池田正男教授根據厚生省循環器官疾病基礎調查與國勢調查計算求得）

高血壓患者多半屬於輕症到中等症的程度。只要好好的控制血壓，就可以和健康人一樣過正常的生活，因此，要避免讓血壓繼續升高。

❗血壓與壽命的關係

高血壓的人容易罹患腦中風和心臟病，因此，與血壓值正常的人相比，壽命較短。血壓越高時，出現併發症的機率也越高，因此會縮短壽命。就算血壓不高，但也可能會因為出現腦血管障礙或心臟病而死亡。所以血壓較高的人，要有壽命比正常人短的心理準備。

❗高血壓是文明病嗎？

高血壓的原因包括鹽分攝取過多或肥胖等，不過，幾乎都是由生活習慣所造成的。人類最初利用鹽，是在務農、採收作物之後的事情，亦即開始出現文明時才使用鹽。飲食也可以算是一種文化，所以，飲食反映了文化的要素。現在，不使用鹽的地區，幾乎看不到高血壓患者。由此可知，高血壓也算是一種文明病。

不知不覺中腐蝕身體的高血壓

持續出現血壓較高的狀態時，身體會開始出現各種的疾病。如果置之不理，則症狀會在不知不覺中惡化，甚至會引起置人於死地的可怕疾病。

⊙承受較高的壓力而送出血液會加速動脈硬化的進行

持續出現高血壓，動脈經常承受較高的壓力而送血液時，那麼，動脈內側會形成小傷。這時，膽固醇或中性脂肪等血中的成分會滲入傷口內，使得動脈變得更為脆弱。最後，血中成分積存在動脈內側，導致動脈內腔狹窄，引起動脈硬化。

一旦引起動脈硬化時，血液很難流動，這時心臟必須要利用更高的壓力送出血液，結果血壓就會升高。因此，動脈硬化會形成讓血壓變得更高的惡性循環。

⊙放任動脈硬化不管將會危及生命

動脈硬化是因為肥胖、糖尿病、壓力等各種原因而引起的。但其中以高血壓的危險性最高。

memo

高血壓與死因的關係密切

日本人因為疾病而死亡的原因中，癌症佔第1位，第2位是心臟疾病，第3位是腦中風，但是第2位與第3位都和高血壓有密切的關係。心臟疾病（狹心症、心肌梗塞等）或腦中風（腦梗塞、腦溢血等）的根源，都在於動脈硬化。而高血壓是引起動脈硬化的最大原因，必須注意。

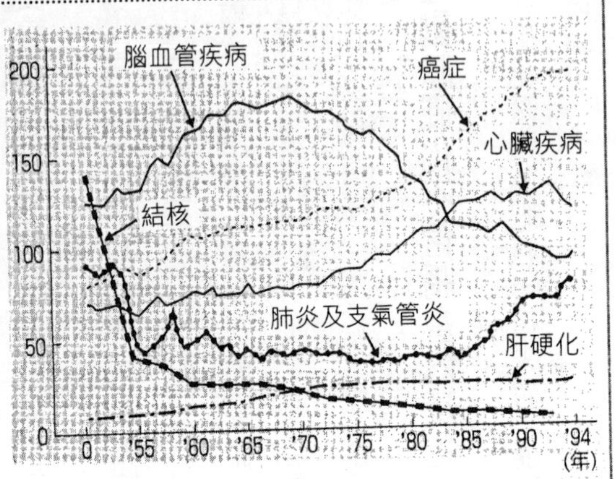

（資料：厚生勞動省「人口動態統計」）

當動脈硬化持續進行的時候，有可能會罹患腦中風、腦梗塞、狹心症、心肌梗塞等會置人於死地的疾病。血壓越高，死亡的危險性也越高。

高血壓之所以可怕，並不是因為血壓出現較高的數值，而是放任高血壓不管，可能會併發動脈硬化等各種疾病，所以非常可怕。

當血壓較高時，要及早發現原因並加以治療，這樣就能夠預防各種的併發症。

即使沒有症狀，也要努力的降低血壓。

❗高血壓與動脈硬化具有如雞與蛋一般的關係

加速血管受損的高血壓會促進動脈硬化，而動脈硬化又會助長高血壓的發生。到底何者先出現，這也是眾人討論的問題。總之，互為因果關係，導致症狀持續惡化。這種關係和雞與蛋的關係非常類似，兩者都要兼顧。

❗高血壓所引起的各種可怕疾病

高血壓會引起動脈硬化，同時也會引發各種致命的疾病。一旦知道自己有高血壓，則即使沒有自覺症狀，也要努力降血壓。

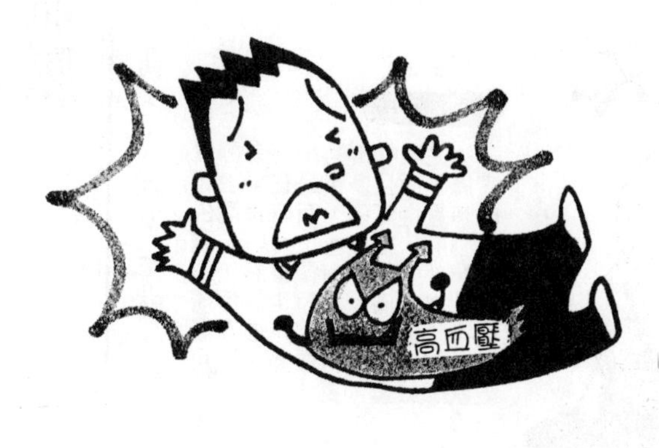

沒有自覺症狀而默默進行的高血壓

高血壓並沒有什麼特殊的症狀。有的人即使血壓很高，也沒有症狀。就算是有自覺症狀，也是健康人都會出現的症狀，有些人甚至無法特定出高血壓的症狀。

高血壓的可怕之處，就是當你覺得身體有些不適時，症狀已經相當嚴重了。

一般而言，與高血壓有關的症狀，有頭痛、心悸、頭暈、肩膀酸痛、浮腫等。出現這些症狀時，要立刻就醫。

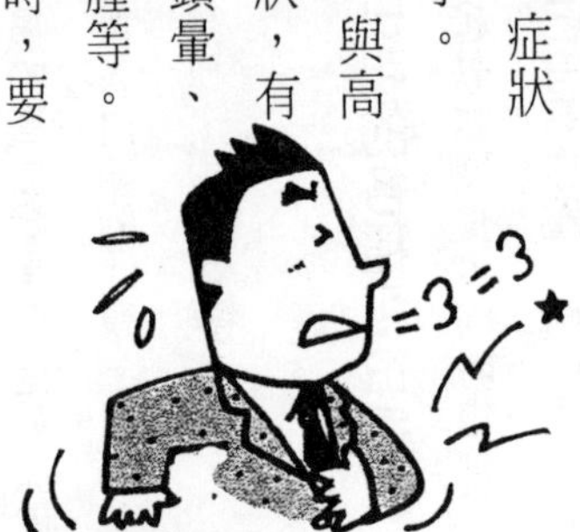

心悸、呼吸困難

一旦罹患高血壓後，稍微運動一下或在安靜時，也會覺得心跳加快。此外，長期以來心臟必須藉著強大力量反覆進行水泵作用，對心臟造成負擔，才能送出足夠的血量。結果容易引起心臟衰竭，同時出現心悸或呼吸困難等症狀。

此外，因為動脈硬化，使得將血液送達心臟的冠狀動脈內腔狹窄，阻礙了血流，這時就容易引起狹心症或心肌梗塞。一旦引起狹心症或心肌梗塞時，前兆症狀就是胸口會出現強烈的絞緊痛。

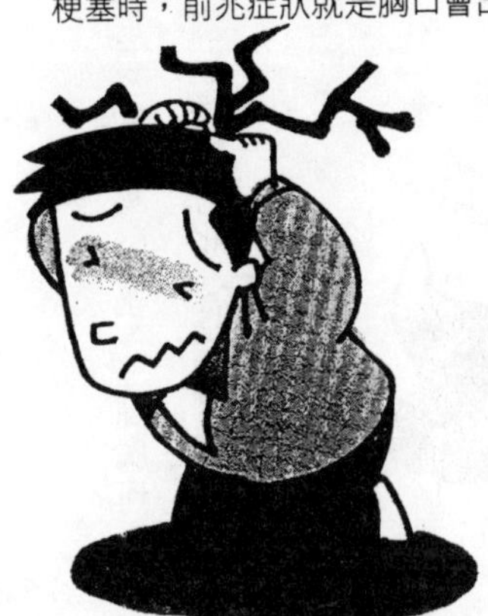

頭　痛

尤其枕部特別容易感覺疼痛，而且多半是在早上起床時覺得疼痛。有時會產生噁心感。當血壓上升時，整個頭部疼痛，有頭重感，眼睛深處疼痛。有時也許疼痛並不是很強烈，但是血壓高的人若突然覺得頭痛，則可能狀態嚴重，要注意。

頭暈

與動脈硬化有關，會感覺周遭天旋地轉，或自己的頭內在旋轉。當心跳突然停止或極端的微弱時，血壓下降，通往腦的血液循環不夠順暢，運送到腦的氧暫時出現缺乏狀態。這時，感覺眼前發黑，出現頭暈的現象。

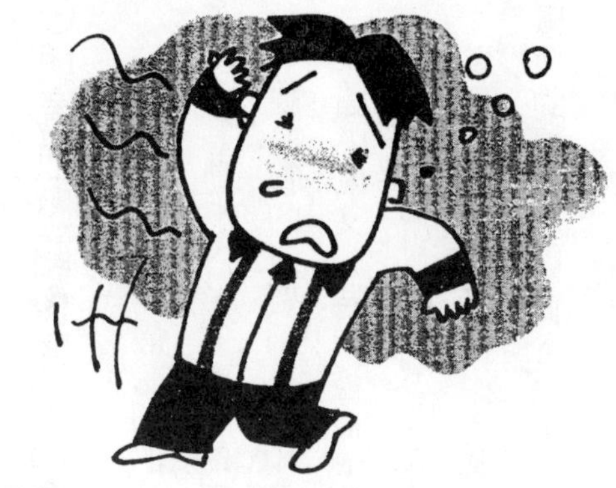

腎衰竭

2

3

4

心臟衰竭　1　腎衰竭

浮腫

一旦腎臟出現動脈硬化時，過濾血液、排泄尿液的腎功能減退，就會出現腎衰竭的現象。一旦腎衰竭時，手腳和臉都會浮腫，惡化時，會引起尿毒症，出現貧血、噁心、頭痛等症狀。

心臟衰竭所引起的浮腫，則是從腳的跟腱周邊開始出現浮腫現象，然後慢慢的延伸到臉部、胸部、手部、背部及腹部。

肩膀酸痛

很多中高年齡層的人都有肩膀酸痛的煩惱。如果與高血壓有關的話，則是因為動脈硬化導致血液循環不良而引起肩膀酸痛。

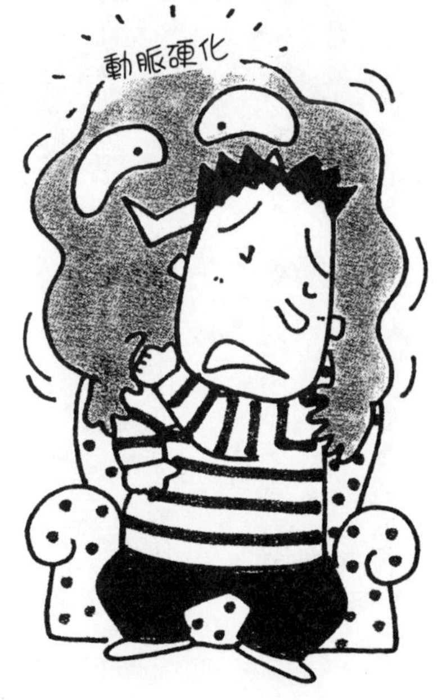

動脈硬化所引起的致命疾病1

腦的血管障礙

前面提及，高血壓會產生動脈硬化，動脈硬化會加速高血壓的進行。如果動脈硬化出現在腦部，就會引起死因僅次於癌症而佔第二位的腦血管障礙。

⊙與高血壓關係密切而會突然出現症狀

與高血壓關係最密切的疾病，就是腦血管障礙。一旦罹患高血壓，腦血管的動脈硬化，動脈內形成動脈瘤而破裂，就會引起嚴重的疾病。

腦血管的障礙稱為腦中風，會突然意識昏迷而倒下。

腦中風又分為腦溢血、腦梗塞（腦血栓、腦塞栓）、蛛網膜下出血等。原因都在於血管，所以總稱為「腦血管障礙」。

與其他的臟器相比，腦部需要更多的氧和葡萄糖等。如果供給不足，則會受到極大的損傷。因此，腦血管受到高血壓的影響最大。

因為突然出現症狀，引起意識昏迷而死亡的例子很多。此外，即使意識恢復，也可能會留下麻痺或語言障礙等的後遺症。

⊙腦血管障礙包括出血性和缺血性二種

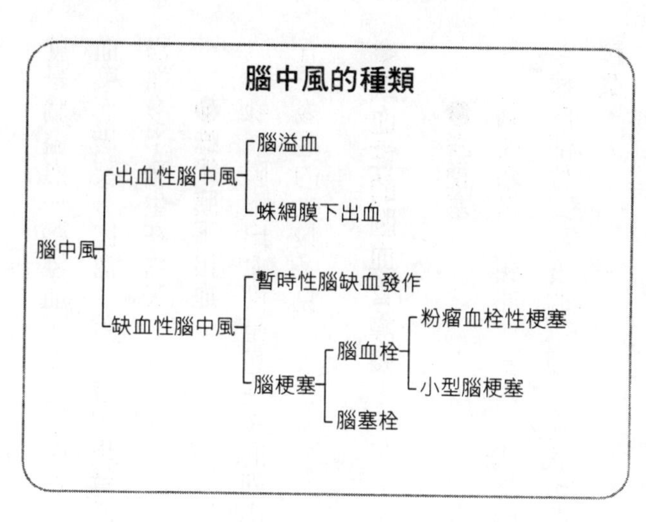

腦血管障礙大致可以分為「出血性」和「缺血性」二種形態。出血性是指腦血管破裂、出血的形態。出血的血液凝固，形成血瘤，該部分的腦細胞受損，血瘤壓迫周圍，使腦產生毛病。

另一種是腦血管阻塞，變得狹窄，腦內血流不良，腦出現了毛病，這就是缺血性腦血管障礙。

◆出血性的腦血管障礙

●腦溢血

腦血管障礙當中，與高血壓關係最密切的

就是腦溢血。腦溢血主要是因為腦的動脈硬化而引起的，失去彈性的血管無法承受血壓而破裂、出血。首先會出現意識昏迷，嚴重時會陷入昏睡狀態而迎向死亡。腦溢血多半發生在白天。

●蛛網膜下出血

蛛網膜下出血則是包住腦的細小血管形成動脈瘤，破裂而引起出血。以四十～五十歲層的人較多見。

◆缺血性的腦血管障礙

●腦梗塞

腦梗塞是在頸部或顱內，或是腦內血管有血栓（血塊）阻塞而引起的。依產生毛病的部位或程度的不同，症狀也各有不同。如果是較小的動脈阻塞，則症狀比較輕微。

但如果是粗大的動脈出了毛病，那麼就會陷入昏睡狀態，留下嚴重的後遺症。腦梗塞多半在夜間或睡眠時發生。此外，半夜起來上廁所或早上起床時，會伴隨麻痺、發麻、語言障礙等症狀出現。

●暫時性腦缺血發作

引起腦梗塞的前兆，就是會出現暫時性腦缺血發作的症狀。所謂暫時性腦缺血發作，就是會持續數分鐘出現四肢發麻、語言障礙、喪失視力等症狀。最慢在三十分鐘以內症狀就會消失，而在二十四小時內會完全復原。

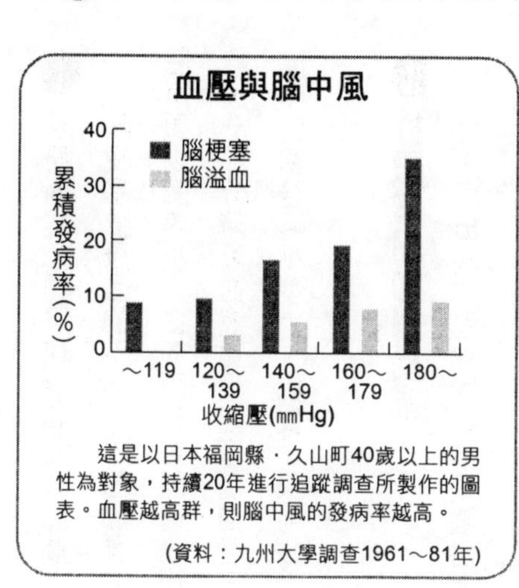

這是以日本福岡縣・久山町40歲以上的男性為對象，持續20年進行追蹤調查所製作的圖表。血壓越高群，則腦中風的發病率越高。

(資料：九州大學調查1961～81年)

❗腦梗塞分為腦血栓與腦塞栓

腦梗塞依發病構造的不同而分為「腦血栓」與「腦塞栓」。腦血栓是指腦血管因為動脈硬化等而變得狹窄、阻塞。而腦塞栓則是心臟或頸動脈等腦以外的血管所產生的血栓一部分剝落、流入腦，造成血管阻塞。

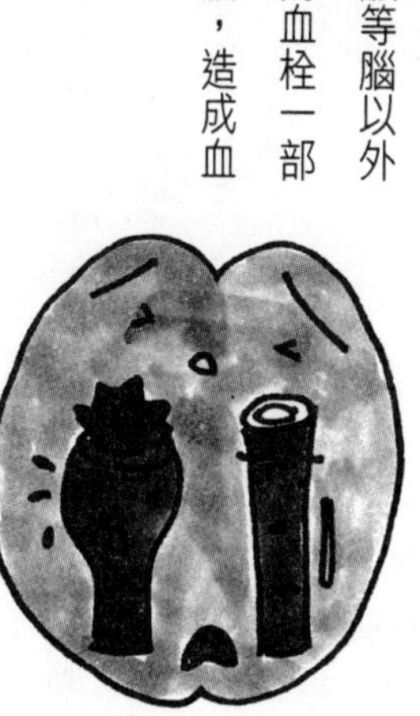

以原因來區分腦梗塞的種類

腦梗塞依原因的不同，治療和預防復發的方法也不同，因此，要利用原因來分類。腦動脈與頸動脈等粗大血管引起動脈硬化而出現血栓，這就稱為「粉瘤血栓」。在心臟形成的血栓，一部分隨著血液循環阻塞腦血管，則稱為「心原性血栓」。而在腦深處的細小血管會形成小的塞栓（小型），因此，又可以分類為「小型腦梗塞」。

持續增加的腦梗塞

國人所出現的腦中風多半是腦溢血，不過，最近腦梗塞也有增加的傾向。腦溢血主要是因為高血壓而造成的，經由治療而控制血壓後，腦溢血的症狀就會減輕。但是，腦梗塞則不光是與高血壓有關，也和糖尿病、高血脂症等各種要因有關，因此有增加的傾向。

COLUMN

高血壓患者不可驟然過度降低血壓

健康的人血壓降低時，腦的血管擴張，血壓上升時，腦的血管變細，能夠調整流入腦的血量，使其經常保持平穩。

但是，血壓過高時，調整構造無法充分發揮作用，腦部浮腫，會出現頭痛、噁心等現象，有時意識昏迷，引起「高血壓腦症」。相反的，如果血壓過度下降，腦的血液流動不順暢，就容易引起「腦貧血」。

高血壓的人，其腦能夠保持穩定血量的血壓範圍比健康人更高一些。

如果是健康體，當血壓上升到某種程度時，不會造成影響，但若是高血壓患者，則只要稍微

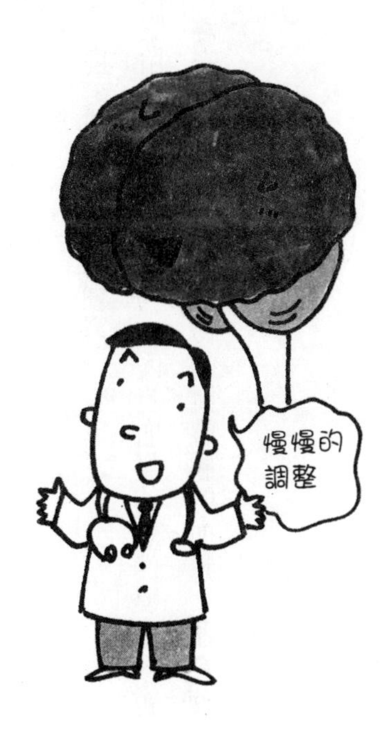

降低血壓，就可能會引起腦貧血。

此外，如果腦的血液循環十分不良，則會引發腦梗塞。

但是，不能因為血壓高就擅自服用效果強烈的藥物。因為血壓的急速變動，會對血管造成不良的影響。因此，要遵守醫師的指示，慢慢的調整腦的血量，避免使血壓驟然大幅度下降。

動脈硬化所引起的致命疾病2

心臟的血管障礙

要注意，因為高血壓而使得冠狀動脈（將血液送達心肌的動脈）出現動脈硬化時，血管內腔會變得狹窄，被血栓堵住而引起缺血性心臟疾病。

除了高血壓之外，**缺血性心臟疾病**也可能因為高膽固醇血症、抽菸、糖尿病等而引起。所以，其與高血壓之間的關係，不像腦血管障礙那般的密切。

但是，血壓較高的人也容易引起心臟病，要注意。

●狹心症

狹心症主要是因為冠狀動脈內腔狹窄，無法將足夠的氧送達心肌而引起的。胸口突然出現絞緊痛，只要靜躺二十分鐘左右就可以復原。狹心症不會置人於死地，出現心肌梗塞發作的人之中，半數都有數次出現狹心症發作的經驗。

●心肌梗塞

當動脈硬化進行而血管內膜受損時，該部分的血液凝固，形成血栓，完全阻塞了血管。血液無法從閉塞的部分流到前方的心肌，結果，因為缺氧而造成部分心肌壞死，這就是所謂的心肌梗塞。

心肌梗塞中大約有五十%是狹心症進展而來，二十~三十%沒有前兆，會突然發生。

症狀是出現激烈的胸痛，不像狹心症一樣能夠立刻痊癒，大約會持續發作一小時以上。

此外，也會出現噁心、冒汗、

memo

要注意心肌梗塞的前兆發作

引起狹心症發作的人，在接下來的2個月內，心肌梗塞的發作機率相當高。如果胸部深處持續數分鐘出現壓迫感，那就要注意了。

狹心症發作的次數增加或發作的間隔縮短時，就要特別注意。但有時完全沒有前兆症狀而突然出現。

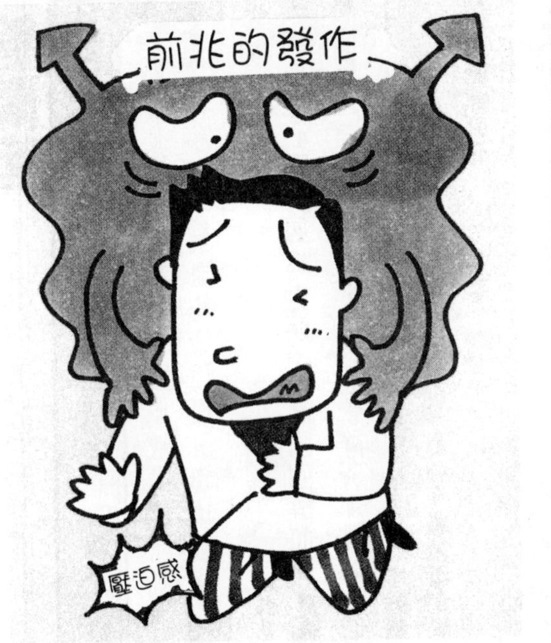

輕度發燒、倦怠等全身症狀。

一旦心肌梗塞發作，二十～三十%會死亡，應該要立即用救護車送到具有CCU設備的醫院急救。

缺血性心臟疾病

「缺血」是指冠狀動脈狹窄，因為冠攣縮（血管異常收縮、變細）或血栓等使得內腔狹窄，無法供應心肌所需要的血液而產生的狀態。因為這些原因而引起狹心症或心肌梗塞等心臟病，就稱為缺血性心臟疾病。原因幾乎都是動脈硬化。

CCU

由專業人員利用心電圖持續監視，或進行循環狀態的監視，採用二十四小時體制來進行監控，是設備十分完善的集中治療室。只要送到CCU，就可以立刻進行使閉塞血管重新恢復血液流動的處置。自從全國的醫院併設CCU之後，心肌梗塞的死亡率銳減，有九成的患者都因此而獲救。

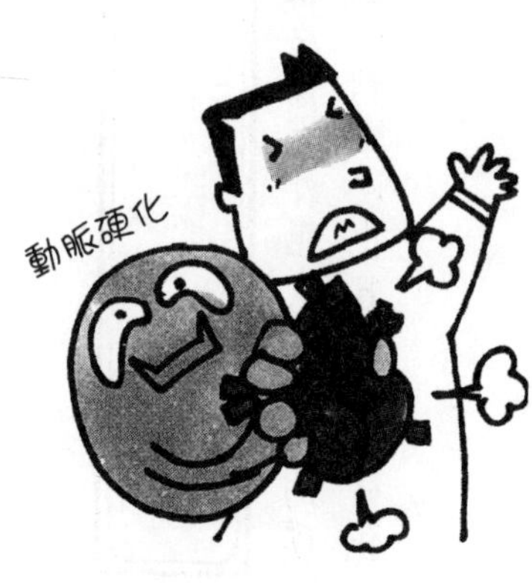

動脈硬化所引起的致命疾病3

腎臟的血管障礙

持續出現高血壓的狀態，使得腎臟內細小動脈及腎臟外粗大腎動脈的硬化持續進行。問題比較嚴重的是，細小動脈所產生的動脈硬化會引起腎硬化症、腎衰竭。

粗大動脈所引起的動脈硬化，並不會像腦或心臟血管障礙那麼嚴重，不過，如果是腎臟內細小動脈的硬化，那就要注意了。

●腎硬化症

在腎臟中一旦細小動脈出現動脈硬化，則流到腎臟的血量會逐漸減少。腎小球或輸尿管的功能減退時，腎臟就會將高血壓蛋白原酶分泌到血液中，使全身的細小動脈收縮，讓更多的血液流到腎臟。

但是，因為動脈硬化而流入的血量無法增加很多，所以，腎臟會想要再度分泌更多的高血壓蛋白原酶。結果，血壓上升，加速動脈硬化的進行，造成惡性循環。

隨著症狀持續的惡化，腎臟逐漸萎縮、失去彈性，這就稱為腎硬化症。

●腎衰竭

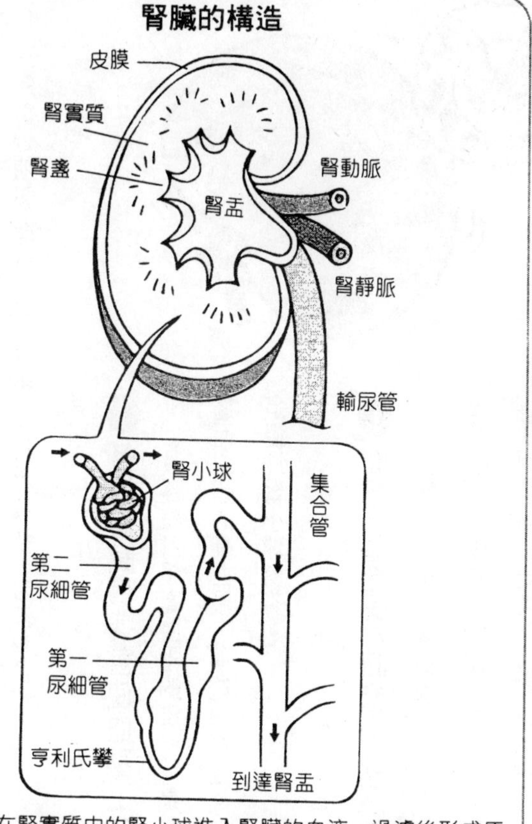

經由在腎實質中的腎小球進入腎臟的血液，過濾後形成原尿。原尿流入尿細管（腎小管），只有必要的部分再度被吸收，剩下的則集合在腎盂，成為尿液排出體外。

一旦腎硬化症進行時，則要保持血液構成穩定的功能也會降低。無法過濾血液，使得含有老舊廢物的血液循環全身。

這種狀態就是腎衰

竭。在初期階段幾乎沒有自覺症狀，不過，當腎功能衰竭的情況嚴重時，就會罹患尿毒症，出現嘔吐、腹痛、下痢、吐血、心悸、呼吸困難等各種症狀。出現腎衰竭的患者，必須要進行人工透析或腎臟移植的處置。

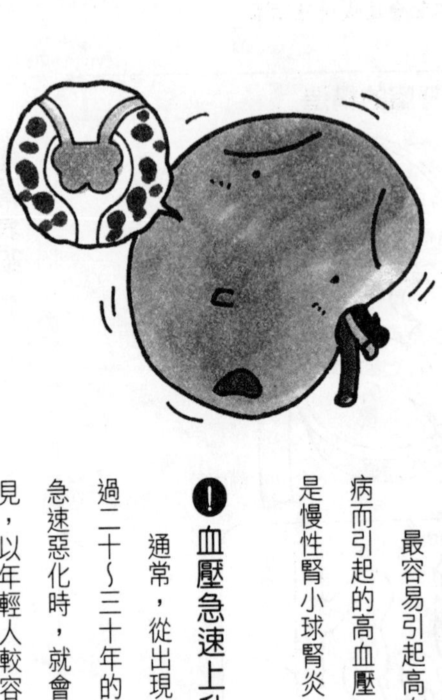

各種腎臟疾病會使血壓上升

最容易引起高血壓的疾病就是腎臟病。因為各種腎臟疾病而引起的高血壓，稱為「腎性高血壓症」。而主要疾病則是慢性腎小球腎炎。

血壓急速上升時會形成惡性腎硬化症

通常，從出現高血壓到進展為腎衰竭為止，大約需要經過二十～三十年的時間。但是，血壓突然急速上升或腎功能急速惡化時，就會形成惡性腎硬化症。這個疾病高齡者較少見，以年輕人較容易發生。

持續高血壓導致心臟肥大而引起心臟衰竭

血壓較高時，心臟需要拚命努力的工作，但工作過度，使得心肌變厚、變粗，最後因為心臟肥大而引起心臟衰竭。

⊙施加強大的泵力使得心臟肥厚

心臟是由稱為心肌的肌肉所構成，藉著給予血液壓力而將血液送達全身。高血壓的人，則需要以更強大的力量送出血液。

因此，心肌中每個構成組織的細胞增大，希望藉此有效的提高收縮力。結果導致心臟逐漸肥大，變成心臟肥大症。

心臟肥大後，供給心肌氧和營養的冠狀動脈和毛細血管並沒有增加，因此，心肌持續出現缺氧及營養不足的狀態，陷入缺血狀態。

心臟肥大容易發生在將血液送到主動脈的左心室。左心室壁增厚，心臟重量就會增加。

一旦持續出現血壓較高的狀態，則心臟就會慢慢增大，但是，並不會出現特別的自覺症狀。

⊙陷入心臟衰竭的狀態就會引起心悸或呼吸困難等症狀

當心臟的泵機能承受超出限度的負荷而開始衰弱時，就會無法配合身體的要求而出現心臟衰竭。

一旦心臟衰竭，則全身就無法得到足夠的血液，因此會出現各種症狀。在初期階段，上下樓梯時覺得呼吸困難，接下來就會出現心悸、呼吸困難、咳嗽、尿量減少、浮腫、食慾不振等症狀。

嚴重時會出現黃疸，即使保持安靜狀態，也會出現呼吸困難等症狀，有時甚至會死亡。

❗無法吸收身體所需要的氧時就會發作

當心臟的泵機能出現毛病時，無法充分送出血液，因此，身體無法吸收需要的氧，結果就會引起呼吸困難的現象。

症狀惡化時，因為心臟疾病而使得由肺回到心臟的血液積存在肺中以及淤血，出現咳嗽或血痰的現象。最後，咳嗽和痰增加，呼吸出現類似氣喘發作的現象。

❗痰中帶泡是危險的信號

一旦出現心臟衰竭的現象時，即使靜養也無法停止發作，連躺下來都覺得不舒服，可能會引起呼吸困難。臉和嘴唇泛紫，出現青紫病。而且痰中帶有泡沫，這是十分危險的狀態，要趕緊用救護車送醫急救。

心臟肥大的形成

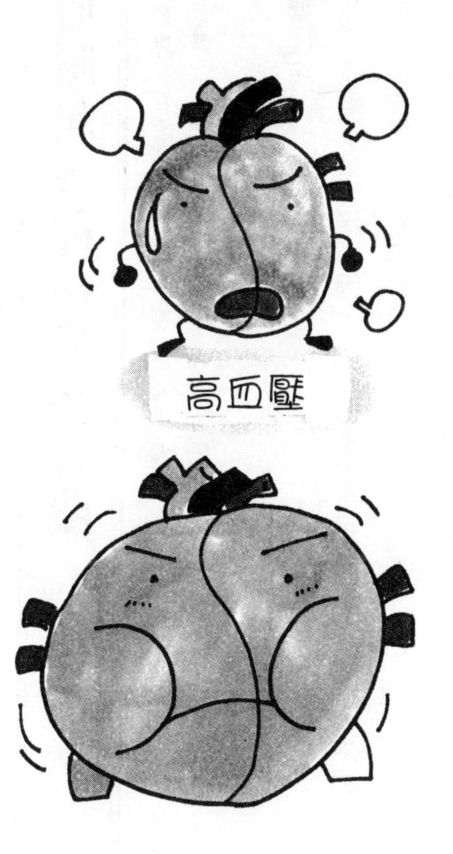

一旦罹患高血壓時，則必須要用強大的力量送出血液，結果心肌組織的細胞增大，導致心臟肥大。

高血壓和各種疾病都有關

高血壓主要會對心臟、腎臟造成極大的影響，除此之外，也和其他各種的疾病有關。置之不理會縮短壽命，因此，早期發現早期治療最重要。

●糖尿病

雖然高血壓不是直接原因，但高血壓患者併發糖尿病的機率的確高出二倍。同時，糖尿病患者併發高血壓的機率也多了二倍。

目前，雖然原因不明，但推測可能是胰島素分泌異常和功能減弱，亦即與高血壓和糖尿病兩者都有關。高血壓伴隨糖尿病時，兩者的病情會更加惡化，這時，會提高腦與心血管障礙的罹患率。

●腦血管性痴呆

痴呆依原因的不同，分為阿茲海默型和腦血管性痴呆。在日本腦血管性痴呆佔全體的五成，阿茲海默型約佔四成，剩下的則是其他的痴呆。

腦血管性痴呆是腦的血管引起動脈硬化，腦出現毛病而引發的疾病。腦血管障礙與高血壓關係密切，一旦罹患高血壓，就容易引起血管性痴呆。

●閉塞性動脈硬化症

一旦罹患高血壓而動脈硬化進行時，手腳的動脈變得狹窄、閉塞，這種症狀就稱為閉塞性動脈硬化症。閉塞性動脈硬化症較容易發生在腳，稍微走點路，腳就變得沈重且疼痛，無法再繼續走下去。這時因為在走路時腳的肌肉要求更多的血液，但因為動脈硬化，血管內部變得狹窄，肌肉的血液不足，才會引起症狀。

●動脈瘤

因高血壓而加速動脈硬化時，動脈壁變得脆弱、如汽球般膨脹，這就是動脈瘤。即使出

memo

何謂Ｘ症候群

血液中胰島素的濃度升高時，就是「高胰島素血症」。高胰島素血症是指胰島素的分泌極高的狀態。高胰島素血症惡化時，血壓會上升。此外，高胰島素血症也可能會引起高血脂症或動脈硬化。

高胰島素症、高血壓、高血脂症、耐糖力異常這4種疾病互有密切的關係，有時會合併出現，稱為「Ｘ症候群」。一旦出現Ｘ症候群，就容易引起心臟血管障礙。

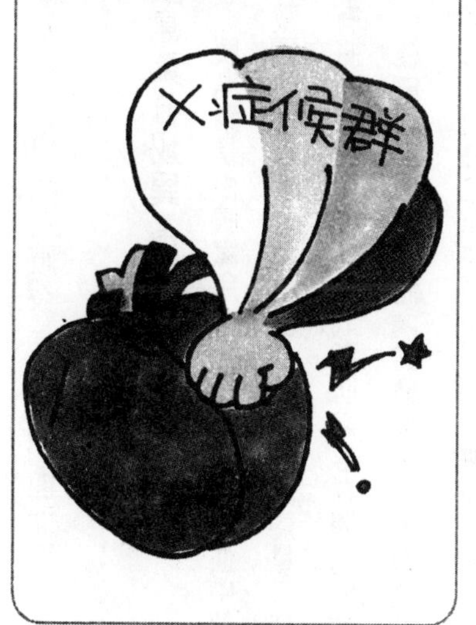

現動脈瘤，也幾乎沒有症狀，但有時候會因為破裂，大量出血而導致死亡。

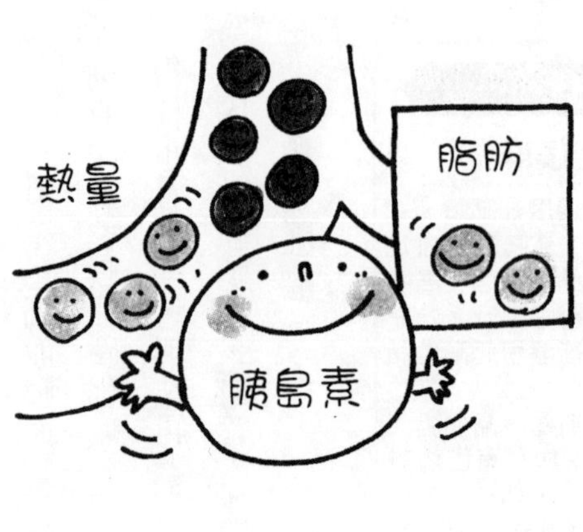

胰島素分泌異常

胰島素是由胰臟所分泌、負責處理血中葡萄糖（血糖）的激素。可以讓葡萄糖當成運動時的熱量來使用，另外，也具有將多餘的葡萄糖當成脂肪貯存在體內的作用。

經由飲食攝取到體內的醣類，分解為葡萄糖之後，由小腸吸收，經由血液運送到肝臟或脂肪組織。

任何人在用餐之後，血糖值都會升高，這時，胰島素會幫助身體各組織的細胞利用血中的葡萄糖，發揮降血糖的作用。通常，用餐後過了二小時，血糖值就會恢復原狀。

但是一旦缺乏胰島素或胰島素的功能不良時，葡萄糖無法順暢被處理掉，血糖值持續出現較高的狀態而無法降低，這就是糖尿病。

COLUMN

日本人高血壓的特徵

日本人發生高血壓的比例和程度與歐美人相同，但是因為高血壓而引起的併發症，則有很大的差距。

日本高血壓患者所引起的併發症，依序為腦梗塞、缺血性心臟疾病、腦溢血，以腦中風佔多數。而歐美人則是心臟障礙較多，腦中風較少。在歐美，佔死亡原因第一位的是心肌梗塞，而在日本心肌梗塞所造成的死亡率只有歐美人的八

日本腦中風、缺血性心臟疾病所造成的死亡者數的演變

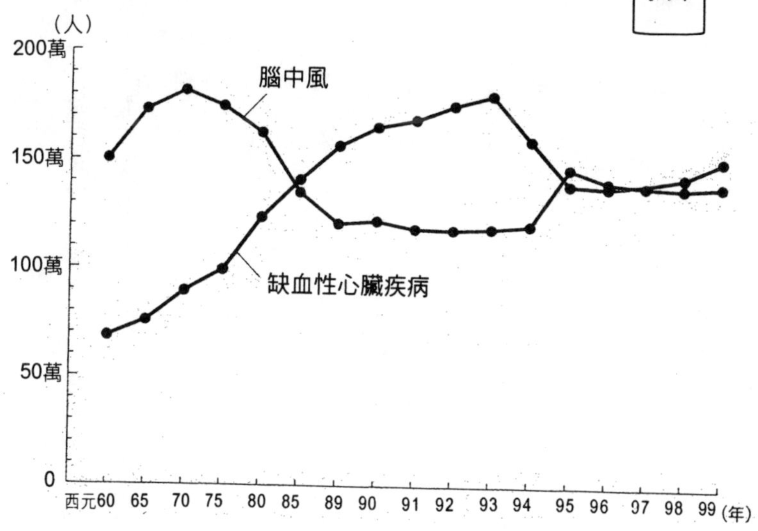

（資料：厚生勞動省「1999年　人口動態統計的概況」）

分之一到十分之一。

這十幾年來，日本因為腦中風而死亡的人數有減少的傾向。不過，最近幾年，則有反覆增減的現象。另外，缺血性心臟疾病所造成的死亡者數，也同樣出現反覆增減的現象。但是，整體而言的確有增加的趨勢。

第3章

為什麼血壓會「升高」

高血壓有二種

高血壓中幾乎都是屬於原因不明的「原發性高血壓」，但是，一定存在使血壓上升的誘因。認為存在危險因子的人，平常就要檢查血壓。

⊙包括原因明確與原因不明確的二種形態

高血壓分為「原發性（一次性）高血壓」和「續發性（二次性）高血壓」。原發性高血壓是指原因不明但血壓較高的高血壓，佔全部高血壓的九十五%以上。而續發性高血壓則有清楚的原因，亦即因為腎臟或腎上腺、甲狀腺等疾病所引起的，只要治療這些疾病，就能改善血壓。

原發性高血壓雖然原因不明，但確實存在會使血壓上升的誘因（危險因子）。危險因子包括遺傳、攝取太多的鹽分、肥胖、壓力等。除了遺傳之外，其他都和環境及飲食生活等有密切的關係。

與其說是因為某個特定危險因子而引起高血壓，還不如說是數個原因複雜糾纏在一起而引起高血壓。因此，擁有較多誘因的人，較容易罹患高血壓。

⊙通常是經由健康檢查而發現罹患復發性高血壓

一般而言，原發性高血壓在四十歲以後會發病。當然也曾出現兒童期、青年期發病的例子，但是，年輕人所罹患的高血壓，幾乎都是屬於續發性高血壓。

原發性高血壓沒有自覺症狀，大部分都是經由健康檢查而得知。定期接受檢查的人，較能夠早期發現。而以往不曾罹患過疾病或接受定期檢查的人，根本沒有機

原發性（一次性）高血壓的原因

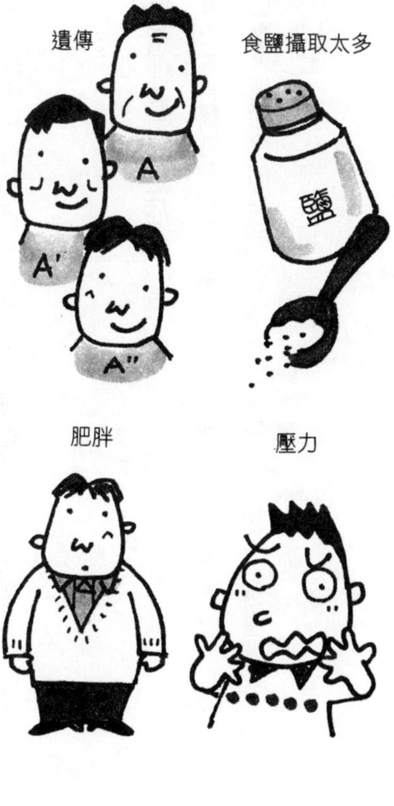

原因不明的原發性高血壓，存在著很多會使血壓上升的危險因子

會發現自己有高血壓。如果感覺自己有符合的危險因子，則平常就要定期的測量血壓。

❗高血壓中的重症惡性高血壓症

高血壓中特別嚴重的，就稱為惡性高血壓症（急速進行型高血壓）。

這是在原發性高血壓末期惡化的症狀。初期就會發病，短期間內就會惡化。惡性高血壓的舒張壓為一二〇mmHg以上，重症則是指一三〇mmHg。

❗放任惡性高血壓症不管會導致死亡

惡性高血壓症的原因不明，但腎功能急速減退，如果不予理會，則在一年內就會出現尿毒症或腦溢血，會因為心臟衰竭等而死亡。但是，只要接受治療就能夠改善，所以，最近幾乎看不到因為症狀惡化而致死的情形。

遺傳要素較強的原發性高血壓

引起高血壓的要因中，以遺傳佔有最大的比重。若父母任何一方有高血壓，自己就要特別注意。尤其要注意生活習慣，避免引起高血壓。

⊙父母都是高血壓患者則孩子罹患高血壓的機率為二分之一

原因不明的原發性高血壓，遺傳要素極大。就算父母都是高血壓患者，也不見得所有的孩子都會罹患高血壓。但是，這就好像父母長得較高時，則孩子長得較高的機率也會較大一樣。

一般而言，如果父母中有一方罹患高血壓，則子女罹患高血壓的機率為四分之一。若父母雙方都是高血壓患者，則遺傳機率達到二分之一。若具有遺傳的體質，則年輕時就可能會出現高血壓。

此外，如果父母很早就罹患高血壓，則孩子也可能在相同的時期罹患高血壓。

⊙遺傳再加上環境因子更容易罹患高血壓

父母都是高血壓患者，則因為遺傳而罹患高血壓的可能性就會提高。不過，高血壓是多因子疾病，一個基因的異常不會罹患高血壓，發病和環境因子有密切的關係。

例如，子女的飲食生活和日常生活習慣受到父母的影響。持續擁有相同的飲食或生活習慣，則即使不是遺傳性的疾病，子女也可能會罹患與父母相同的疾病。因此，高血壓是環境因子再加上遺傳誘因才會發病。

❗注意生活環境避免罹患高血壓

即使有遺傳體質，但是只要注意生活環境，則罹患高血壓的危險性就會減少。

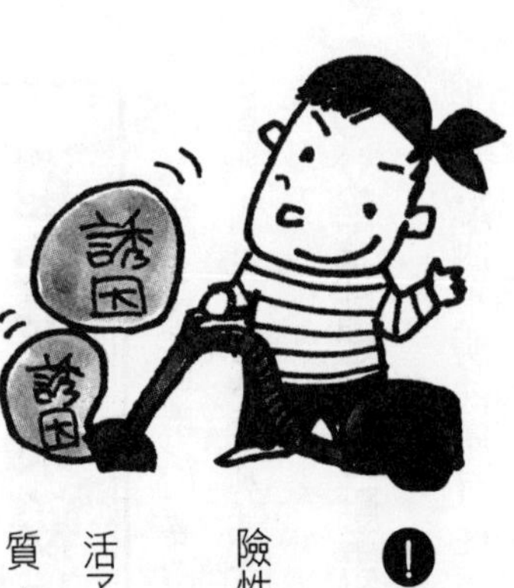

如果父母或親人中有高血壓患者，那麼，就要特別注意日常生活了。要一一去除高血壓的誘因。只要不刺激容易引起高血壓的體質，就能夠預防高血壓。

子女的高血壓

孩子的血壓隨著成長，在6歲時開始上升。成人的血壓正常值與年齡無關，是已經決定好的，但是兒童的正常值，則依各年齡層的不同而有差異。不過，最近也出現高血壓的兒童患者。

兒童罹患原發性高血壓的最主要原因是遺傳與肥胖。有高血壓的家族歷時，則兒童罹患高血壓的機率達50%，而肥胖因素也佔50%。兒童的高血壓中，70%在長大成人後也會維持高血壓狀態。這種現象就稱為追蹤現象。

兒童高血壓的判定標準

嬰兒		收縮壓 舒張壓	120mmHg以上 75mmHg以上
幼兒		收縮壓 舒張壓	125mmHg以上 75mmHg以上
小學生	低年級	收縮壓 舒張壓	130mmHg以上 80mmHg以上
	高年級	收縮壓 舒張壓	135mmHg以上 85mmHg以上
中學生		收縮壓 舒張壓	140mmHg以上 90mmHg以上

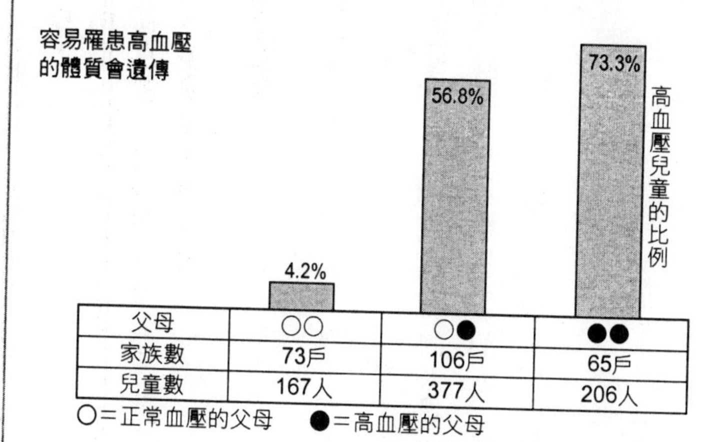

（資料：根據熊本大學醫學部調查）

血壓會隨著年齡而上升嗎？

據說年過七十之後，七十五％的人都有高血壓。這是因為全身老化，所以血壓會上升。但是不見得年老之後，每個人都會罹患高血壓。

⊙高齡者之中十～十五％的人有明顯的高血壓

剛出生的嬰兒，其收縮壓為九十㎜Hg，成長之後，血壓值會上升。過了七十歲之後，收縮壓的平均值為一五〇㎜Hg，約上升了六十㎜Hg。

雖然年老之後容易得高血壓，但卻具有個人差異，只有十～十五％的人會明顯的出現高血壓。六十～七十％的人雖然有點上升，但幾乎都是變化不大的人。所以不見得年老之後，每個人都會罹患高血壓。不過，與年輕人相比，的確有許多高齡者血壓較高。

⊙老化使得血管變硬而引起高血壓

高齡之後血壓上升，是因為血管老化引起動脈硬化所造成的。年輕時，血管富

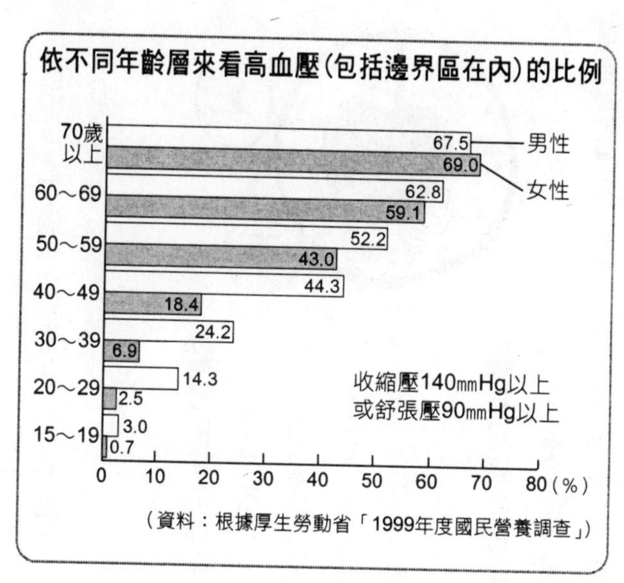

於彈力，為了能夠接受由心臟送來的血液，因此，血管壁充分的延伸。但是，高齡之後，血管失去彈性，無法順暢的延伸，所以血管內的壓力容易上升。

此外，心臟、腎臟等與血壓關係密切的臟器功能減退，也會使得血壓上升。

另外，長期過著容易引起高血壓的生活，也是原因。

高血壓與增齡並沒有直接的關係。有些人雖然年紀大了，但仍然能夠保持正常

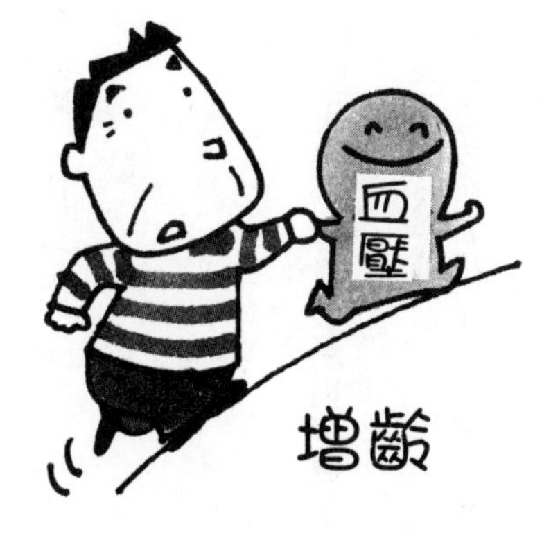

的血壓值。不過，如果身體各部分老化，那麼就會引起高血壓。所以，上了年紀之後，要定期的檢查血壓。

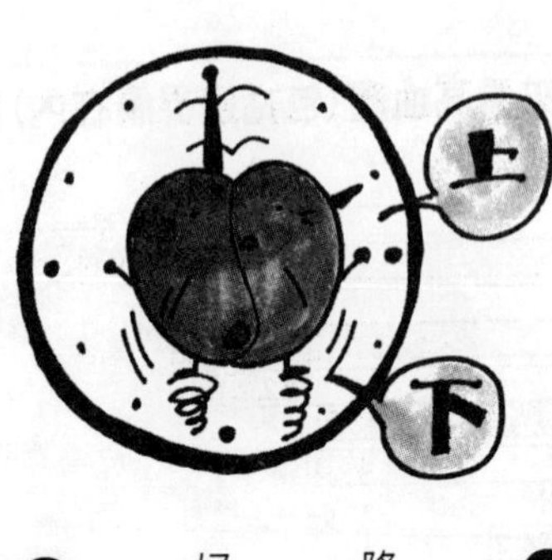

高齡者的血壓特徵

上了年紀之後，有收縮壓容易升高的傾向，而舒張壓則稍微下降，亦即血壓的上下幅度增大。

此外，一天的變動較大，這也是高齡者特有的傾向。一天測量好幾次，也許每次的數值都不相同。

為何高齡者較容易出現腦梗塞

腦溢血是因為腦中小動脈壞死，血管破裂、出血而造成的。腦梗塞則是更大的動脈，有時則是頸部的動脈硬化所引起的。

腦動脈硬化會隨著增齡而持續惡化，而高血壓也會促進腦動脈硬化。因此，與腦溢血相比，腦梗塞具有高齡者較容易發生的特徵。

女性的特有高血壓

一般而言，女性的血壓較低，但是，在一生中卻有容易罹患高血壓的時期，亦即更年期與懷孕期。這些時期要避免血壓上升。

⊙更年期的高血壓

女性與同年齡的男性相比，通常血壓較低。尤其到停經期之前，高血壓的比例比男性低了很多，很少人會出現併發症。停經期之前的女性，重症高血壓患者只佔男性的三分之一以下。這和女性激素有關，可能是女性激素具有使血壓不易上升的作用吧！

但是，進入更年期以後，女性激素的分泌減少，自律神經失調，導致血壓容易上升。到了更年期以後，容易肥胖，再加上精神壓力等，使得血壓容易上升。

換言之，迎向更年期的女性，罹患高血壓的比例也升高了。因此，更年期的女性要定期測量血壓。

⊙懷孕中的高血壓

一旦懷孕時，就容易引起妊娠中毒症。

妊娠中毒症的原因不明，症狀包括水腫、蛋白尿、高血壓等。嚴重時，血壓明顯上升，甚至全身抽筋。

懷孕時，母體的血量因時期的不同而有不同。在前期血量增加，腎臟能夠很有元氣的發揮作用，但是，到了後期血量減少，這時就容易引起伴隨高血壓的蛋白尿和腎臟障礙。

❗即使罹患妊娠中毒症也能生產

即使罹患妊娠中毒症，但只要好好的治療，也能夠平安無事的生產。分娩後，血壓值多半能夠恢復正常。可是一部分妊娠中毒症患者，或是因為遺傳等要因而在懷孕後罹患高血壓的人之中，有些人在分娩後會持續出現血壓較高的狀態。

罹患妊娠中毒症會造成孕婦死亡或早產。為了早期發現，務必要定期接受檢查。

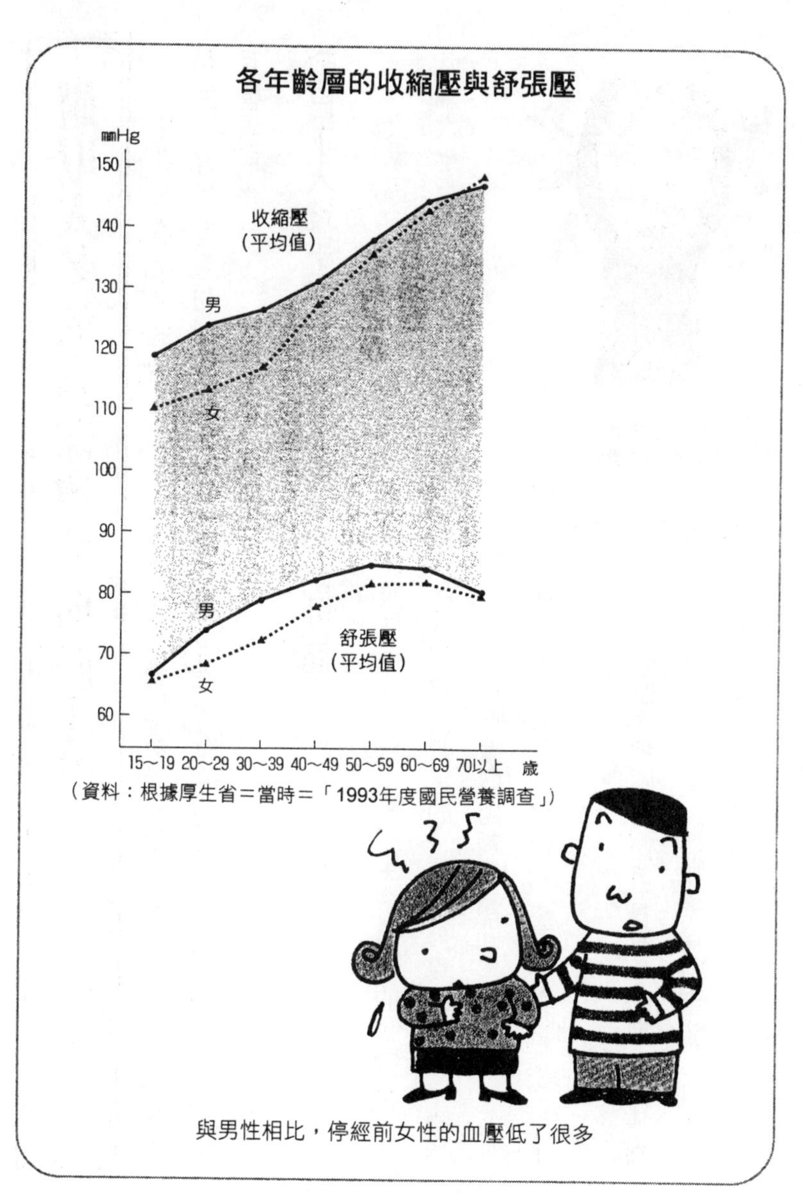

(資料：根據厚生省＝當時＝「1993年度國民營養調查」)

與男性相比，停經前女性的血壓低了很多

攝取太多的食鹽會使血壓上升

鹽是人體必要的礦物質之一，但是，攝取過剩會使血壓上升。高血壓是和生活習慣有密切關係的疾病，而在飲食生活中，最容易影響血壓的，就是食鹽攝取過剩。

⊙日本人幾乎都有食鹽攝取過剩的問題

大家都知道，食鹽攝取過量，會使血壓上升。日本人一天所攝取的食鹽量，一九九六年為十三・〇公克，大幅超過厚生勞動省所制定的一天十公克的目標。幾乎每個人都有食鹽攝取過剩的傾向。

食鹽是鈉和氯的化合物，其中鈉會使血壓上升。

我們的血管細胞內側擁有較多的鉀，而外側則是鈉較多。為了使這個比率保持穩定，細胞膜必須發揮泵機能以保持平衡。

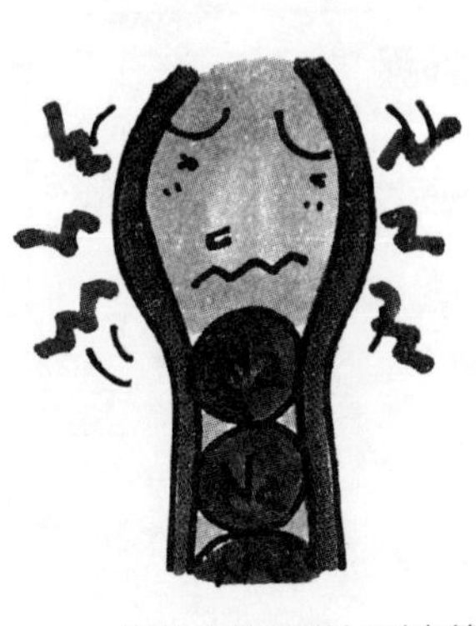

細胞中的鈉增加則血管內側狹窄導致血壓上升

但是，擁有容易罹患高血壓要因的人，細胞膜易讓鉀與鈉通過，因此，細胞中的鈉增加。細胞內一旦積存鈉，則血管壁會增厚，血管內側狹窄，導致血壓上升。血管壁只要增厚十%，則血壓就會上升一・五倍。

⊙食鹽會影響腎臟及促進動脈硬化

腎臟會將過剩的鈉排出體外，並將必要的鈉再吸收回體內。不過，如果攝取食鹽含量較多的飲食，使得鈉增加過多時，就會抑制腎臟對於鈉的排泄作用。結果，血量增大，血壓上升。

memo

動脈硬化、血栓症與鹽的關係

膽固醇是藉著血中的淋巴液運送，而鈉則具有增加淋巴液的作用，也就是增加越多的鈉，則在血中運送的膽固醇就越多。結果，膽固醇就會沈著於血管，加速動脈硬化的進行。

此外，血中的血小板會因為攝取過量的食鹽而容易凝固。所以，因為動脈硬化而血管本身變細的人，如果攝取太多的食鹽，就容易引起血管阻塞的血栓症。

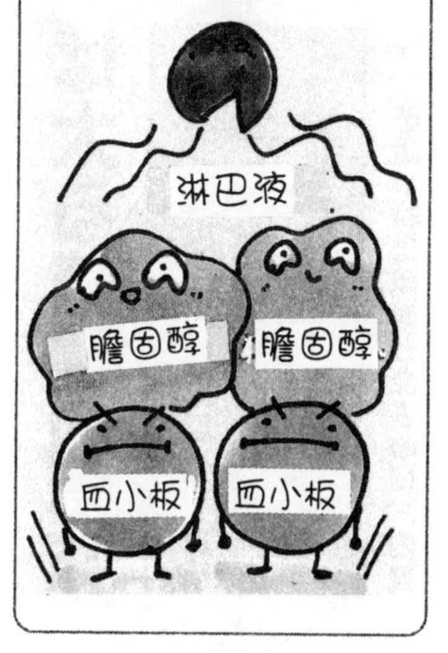

食鹽會使膽固醇升高，也容易形成血栓。食鹽中所含的鈉，雖然是人體不可

或缺的物質，但是過量攝取，會造成各種不良的影響。

鈉的作用

雖然攝取過多的鈉容易引起高血壓，但是，鈉具有調節細胞水量、使神經和肌肉功能順暢的作用。

亦即鈉對人體而言是不可或缺的物質，但攝取過多，會在身體出現弊端。

食鹽的影響因人而異各有不同

攝取過多的食鹽時，有的人血壓會上升，但有的人卻不會上升。此外，為了改善高血壓而控制食鹽的攝取量時，有的人血壓會下降，但是，有的人卻不會下降。這是因為對於鈉的感受性不同所致。

對於鈉比較敏感的人，即使食鹽攝取量不多，也容易造成血壓上升。相反的，只要減少鹽分的量，就較容易使血壓下降。

越胖的人血壓越高

吃得過多和運動不足容易造成肥胖，而且容易引起高血壓等各種疾病。感覺褲腰帶變緊時，就要注意了。

為了避免血壓上升，最好立刻減肥。

⊙肥胖者高血壓的罹患率為一般人的三~四倍

肥胖被視為「萬病的根源」，心臟病、糖尿病、痛風等各種生活習慣病，都和肥胖有密切的關係。高血壓也不例外，肥胖者罹患高血壓的機率為一般人的三~四倍。

而且肥胖者的高血壓，其特徵多屬重度高血壓。

在肥胖中特別會成為問題的，就是脂肪附著在內臟的「內臟型肥胖」。這是以啤酒肚為代表，亦即腹部周圍有許多脂肪積存的肥胖。因為這種體型具有特徵，所以也稱為「蘋果型肥胖」。

⊙肥胖使得胰島素過剩分泌而血壓升高

肥胖的人血壓較高，這和將血中多餘的糖化為脂肪貯存下來的胰島素的作用有密切的關係。

肥胖的人胰島素功能不良，需要分泌大量的胰島素才能夠處理糖，結果，胰島素分泌過剩而使血壓上升。

同時，胰島素也會對於調整血壓的交感神經系統發揮作用，使得讓血壓上升的系統更加活絡。

memo

由身高和體重求得BMI（體格指數），藉此了解肥胖度

BMI（Body Mass Index）是國際通用的體格指數。是體重（kg）除以身高（m）的2次方所得到的數字。BMI為22左右的人，最不容易生病。所以22是BMI指數的標準值。18.5以上、25以下，則為普通體重，超過25以上判定為肥胖。數值越大則肥胖度越高。

BMI＝體重(kg)÷身高(m)÷身高(m)

BMI	肥胖度
18.5未滿	體重過輕
18.5以上25未滿	普通體重
25以上30未滿	肥胖1度
30以上35未滿	肥胖2度
35以上40未滿	肥胖3度
40以上	肥胖4度

（資料：日本肥胖學會）

一旦肥胖時，末梢的細小血管受到大量脂肪的壓迫，因此血液流動不順暢，原本要流入的血液承受阻力，結果粗大動脈內的壓力增加，血壓上升。

肥胖度越高，血壓也越高。相反的，肥胖的人只要消瘦下來，就能夠降血壓。

肥胖與生活習慣病的關係

一旦肥胖，則積存於體內的脂肪幾乎都會成為膽固醇或中性脂肪等血脂肪。這些多半會積存在血管、皮下、肝臟、心臟等處。積存過多的體脂肪時，就會成為高血壓、高血脂症、糖尿病、痛風、腎臟病等各種疾病的原因。

同時，也會對其他的內臟器官造成影響。脂肪積存在血管內壁，會使動脈硬化惡化，甚至與心肌梗塞、腦中風等致命的疾病有關。一旦肥胖而罹患高血壓時，則會提高危險性，要注意。

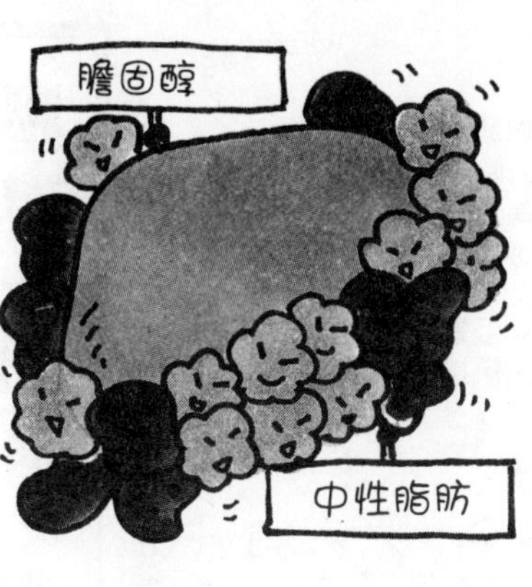

壓力、抽菸、喝酒等都是高血壓的要因

會罹患高血壓，是各種要因複雜在一起而造成的。要因越多，則高血壓的罹患率也就越高。儘早去除符合的要因，才能夠預防高血壓。

壓力

現代人承受著各種壓力，壓力反應是人體對於侵害的一種身體防禦反應。承受壓力時，血壓會上升。壓力會使得血壓上升，是因為交感神經活絡，使得腎上腺素及降腎上腺素分泌更多的激素所致。

當然，壓力的感受具有個人差異，但是，精神緊張、壓力積存時，血壓就會上升，所以會罹患高血壓。

抽煙

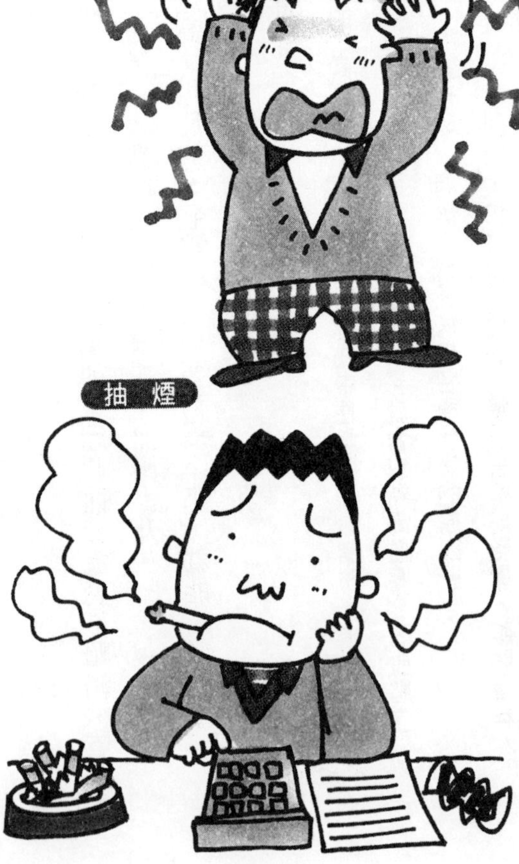

菸的成分中，含有會使血管收縮的物質。不光是會使血壓上升，同時血中的氧量降低，也容易引起血栓。尤其早上起床後立刻抽菸，會使血壓急速上升。

喝酒

飲酒過量，會對心臟造成極大的負擔，而且使血壓上升。飲酒過度的人，具有一天的血壓變動極大的特徵。

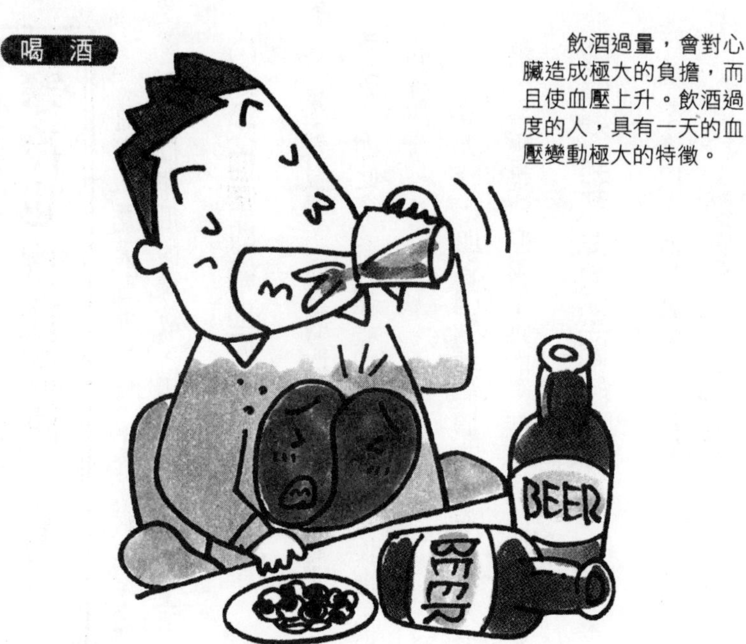

性格

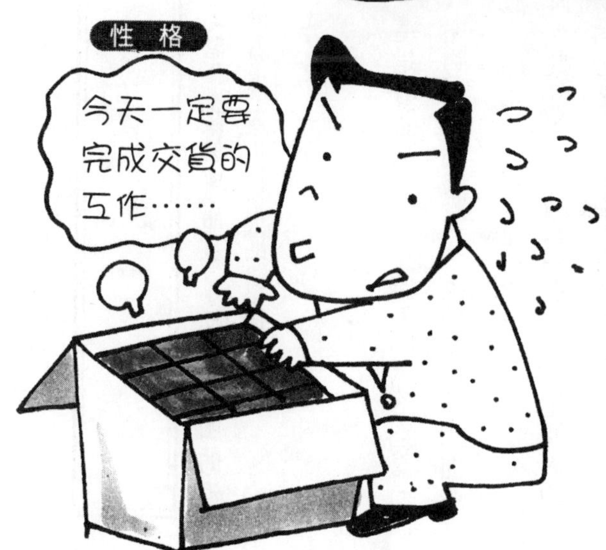

一般所謂「A型性格」的人，具有血壓容易上升的傾向。所謂A型性格，是指認真、嚴肅、要求完美、富於責任感、想要在社會上擁有極高評價的人。

亦即整天忙於工作、沒有興趣、焦躁、易怒、積存壓力的人，由於交感神經的功能旺盛，所以血壓容易上升。

寒冷也會使血壓上升

通常，夏天血壓較低，冬天較高。這是體溫調節機能為了反應周圍的溫度而發揮作用的緣故。因此，要避免置身於氣溫變化較大的環境中。

⊙冬天血管收縮血壓上升

冬天嚴寒，血管會收縮而引起血壓上升。這是身體為了防止體溫因為冷空氣而發散，因此交感神經發揮作用，將會使血管收縮的「兒茶酚胺」這種激素送到血中的緣故。

夏天時，血管因為熱而擴張，使血壓下降。此外，夏天容易流汗，排出體內的鈉，這也是使血壓下降的一個要因。因此，夏天血壓低而冬天血壓高。

⊙突然到寒冷的空間時要注意

冬天原本血壓就較高，此外，在冬天時也有很多狀況會導致血壓上升。

例如，從暖房突然走進寒冷的房間時，或用冷水洗臉時，急遽的溫差變化是使

memo

高血壓患者的禦寒對策

- 外出時要穿保暖的衣服。
- 要去除房間的溫差。
- 廁所或更衣間要事先保持溫暖。
- 剛起床時勿用冷水洗臉。

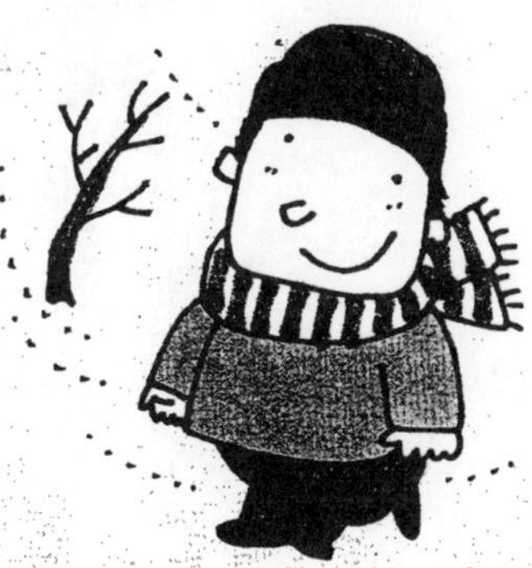

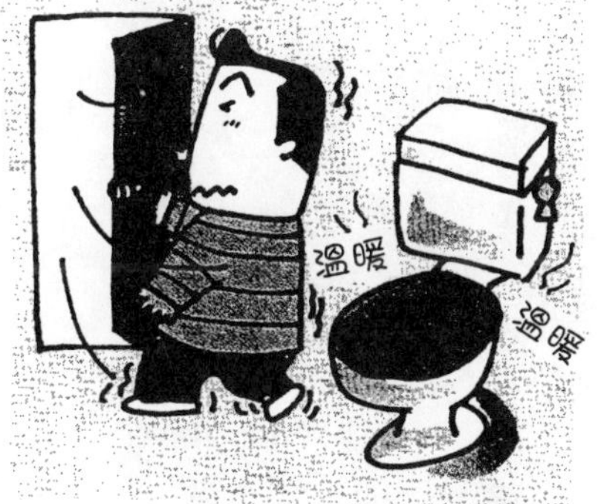

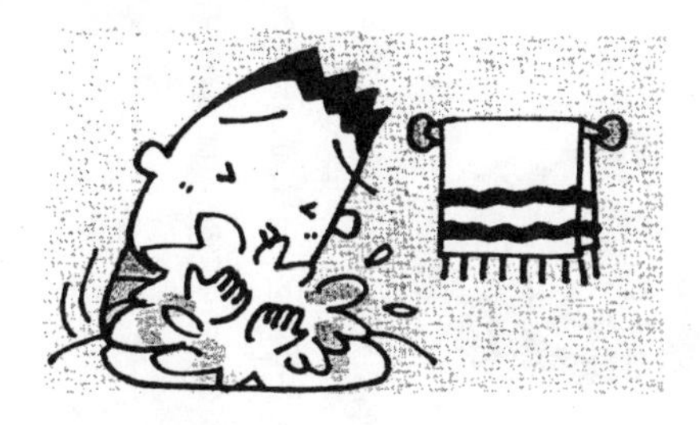

得血壓上升的原因。另外，半夜從暖被鑽出準備去上廁所，或在寒冷的更衣間脫衣準備泡澡時，很容易因為腦中風而倒下。

另一方面，夏天也會有使血壓上升的狀況。最近，冷氣設備完善，待在太冷的房間，會讓身體感覺好像暴露在寒冬中一般。所以，夏天也要避免冷氣太冷，保護身體免於溫差變化的傷害。

❗血壓越高的人冬天血壓越容易上升

任何人進入寒冷中時，血壓都容易上升，而血壓越高的人，這種現象越是明顯。血壓值正常的人，冬天與夏天血壓的差距為二十㎜Hg以內，但是高血壓患者容易出現較大的差距。高血壓患者在冬天時要特別做好禦寒對策，外出時要保持身體溫暖，而在家中則要去除各房間的溫差。

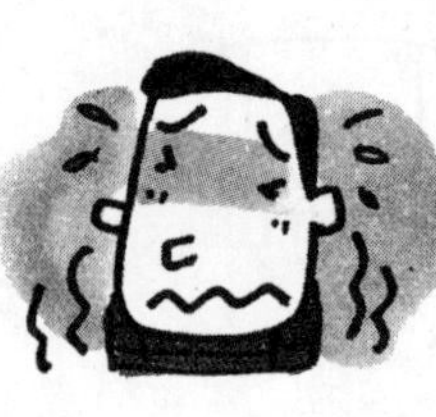

因為生病而出現續發性高血壓

續發性高血壓是與疾病有關的高血壓。當診斷為高血壓時，就要檢查是否存在造成高血壓的原因疾病。如果原因明確，則只要治療疾病，就能使血壓下降。

容易引起續發性高血壓的疾病，包括腎臟病、內分泌（激素）症疾病、心血管疾病等。

●腎臟病

續發性高血壓中最常見的，就是與腎臟病有關的疾病。所有腎臟的疾病都會成為高血壓的原因。伴隨腎臟病而出現的高血壓，稱為「腎性高血壓症」，大致又可區分為「腎實質性高血壓」和「腎血管性高血壓」。

所謂的腎實質性高血壓，是指腎臟的腎小球、腎小管部分（腎實質）的毛病，當腎臟功能減弱時，就會出現這種高血壓。在腎臟病所引起的高血壓中，這種高血壓的罹患率較高。雖說腎炎（腎小球腎炎）佔大部分，但是腎結核、痛風腎（腎結石、尿路結石等）、膠原病、腎臟的形態異常等也是原因之一。

另一方面的腎血管性高血壓，則是指腎臟動脈的內腔狹窄、阻塞而引起的高血壓。也會因為腎動脈硬化、腎梗塞、纖維肌症等腎血管的異常而引起。

●內分泌異常

激素是由腎上腺、甲狀腺、甲狀旁腺、下垂體等內泌腺所製造出來的，對於細胞組織和臟器器官發揮作用，調節其機能。當激素產生異常時所產生的高血壓，就稱為「內分泌性高血壓」。

內分泌異常中較多見的就是腎上腺的疾病，由腎上腺所分泌的醛甾酮過剩分泌時，就會引起「**原發性醛甾酮症**」這種高血壓。此外，也會引起**庫興症候群**及甲狀腺機能亢進與減退症等。

●腦、神經系統的異常

腦、神經系統具有調節血壓的重要作用。尤其自律神經中的交感神經受到刺激時，就會提高腎上腺素與降腎上腺素的分泌量，使血壓上升。

但是，罹患自律神經失調症等疾病，長期持續出現緊張、亢奮的狀態時，上升的血壓一直無法下降，就會變成高血壓。此外，掌管激素分泌的大腦皮質中樞或掌管喜怒哀樂等情緒的大腦邊緣中樞異常時，血壓也會上升。

●糖尿病

一旦罹患糖尿病時，則得高血壓的比例會提升二倍。

糖尿病是因為胰島素代謝異常、血糖值升高的疾病。因為血中的胰島素濃度上升，使得血管的阻力增加，所以會罹患高血壓。

memo

原發性高血壓患者原則上也要先懷疑可能是續發性高血壓

續發性高血壓可以藉著治療原因疾病而治好高血壓。所以不用像原發性高血壓一樣長期服用降壓劑。在高血壓中，續發性高血壓佔5%，比較少。但是，診斷為高血壓時，首先要接受檢查，基本上要排除存在引起高血壓原因疾病的可能性。尤其以往血壓較低的人如果突然血壓升高，或是輕度高血壓患者突然出現重度高血壓症，則要懷疑可能是續發性高血壓。

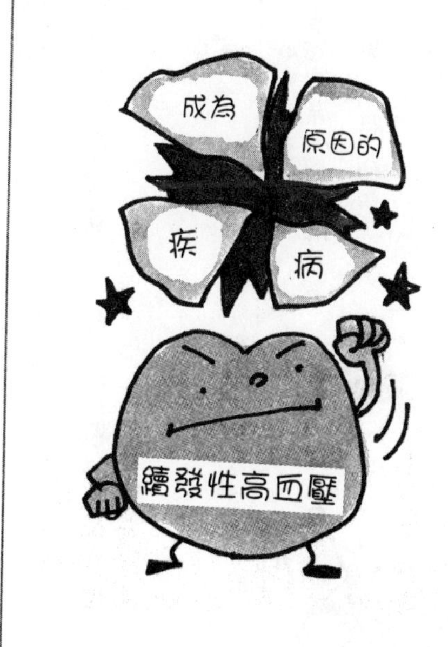

原發性醛甾酮症

醛甾酮是會使得鈉停留在體內並且將鉀排泄掉的一種激素。醛甾酮過剩分泌的狀態，稱為「原發性醛甾酮症」，女性的罹患率高於男性。

庫興症候群

支配激素分泌的下垂體中樞或腎上腺皮質異常，腎上腺皮質過剩分泌醣類激素的狀態。特徵是肥胖、打鼾、容易疲倦等。

❶年輕人較容易罹患續發性高血壓

三十五歲以下比較年輕的人所出現的高血壓中，有四分之一是屬於續發性高血壓。年輕人診斷為高血壓時，就要檢查是否隱藏原因疾病。

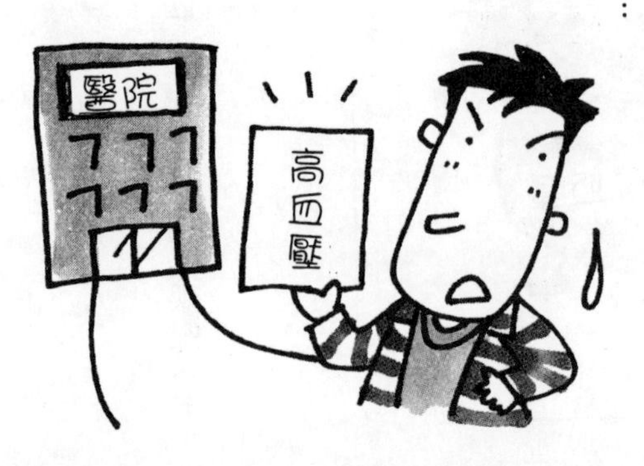

第4章

如何使血壓恢復為正常值

基本上改善飲食生活及解決運動不足

高血壓中九十五%是因為日常生活不良的習慣日積月累所造成的。要使血壓恢復正常值，就要杜絕這些不良習慣，注意正確的飲食生活與運動。

⊙改善生活習慣就能降血壓

高血壓並不會出現什麼令人感到痛苦的症狀，但如果因為高血壓而引起動脈硬化或併發症，則幾乎就不可能再回到原先的健康狀態。因此，要定期接受健康檢查，同時，在出現併發症之前，就要發現高血壓並接受治療。

知道自己是高血壓的人，要重新檢討以往的生活習慣。例如，成為高血壓原因的食鹽攝取過多、肥胖、壓力等，要逐一去除這些日積月累的不良習慣，這樣就能夠降血壓或防止症狀惡化。初期只要改善生活習慣，不需要利用藥物治療，就能夠控制血壓。

⊙認識自己的不良習慣並進行生活療法

改善生活習慣的「生活療法」，基本上就是要改善飲食及運動不足的問題。

「吃太鹹的食物」、「甜食吃太甜」、「攝取過多高熱量食品」、「飲酒過度」、「抽菸太多」、「不運動」、「容易焦躁」、「工作過度」等，你是否有符合上述的項目呢？

自己往往在不知不

> **memo**
>
> ### 事先了解適合自己的體重
>
> 由BMI（參照80頁）計算出適當的體重。計算方法是：
>
> **身高(m)×身高(m)×22**
>
> 身高所乘的係數以22最為理想，雖說18.5～24.9以內皆屬普通體重，但是乘以22是最為理想的體重。
>
> （例）身高170cm、體重75kg的人
> 標準體重＝1.7m×1.7m×22＝63.3kg
> BMI＝75kg÷1.7m÷1.7m＝26

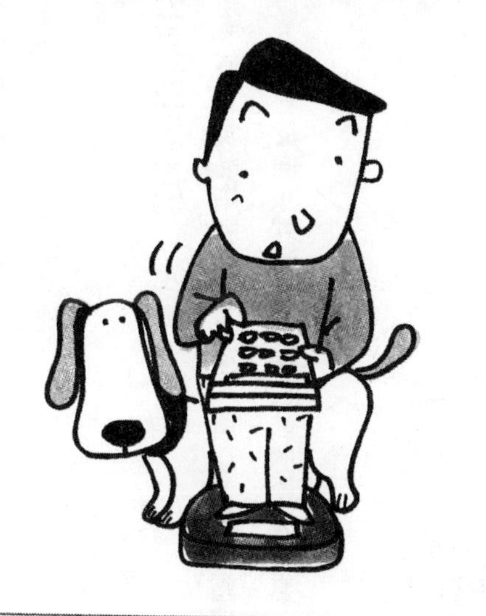

覺中擁有上述的不良習慣。這些不良習慣絕對無法讓你得到健康。符合項目越多的人則危險度越高，必須要重新檢討自己的生活方式。

❗一天食鹽攝取量不到十公克的菜單例

攝取過多的食鹽是最大的問題。原本食品中就含有食鹽，所以，實際當成調味料來使用的食鹽，最好一天限制在六公克以下。對於向來就愛吃較鹹口味的國人而言，首先就以「一天不到十公克」為目標吧！

這樣的話一天6.6公克

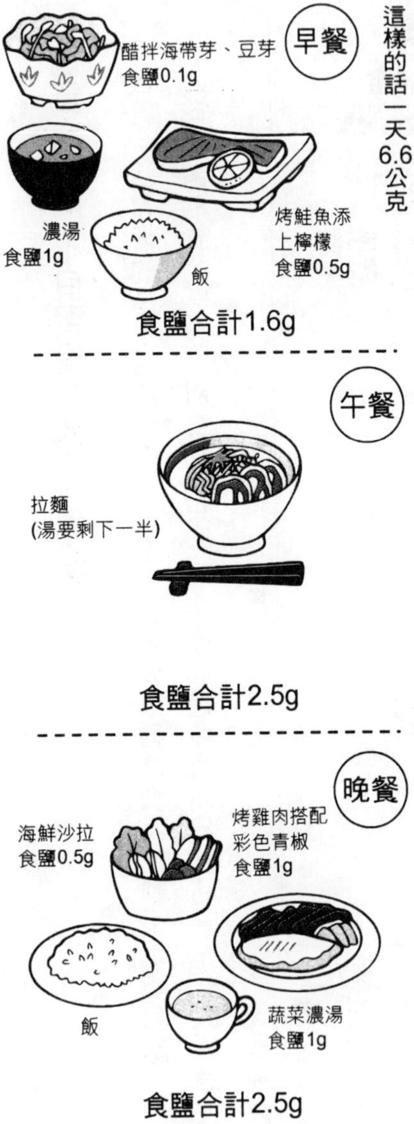

早餐

醋拌海帶芽、豆芽
食鹽0.1g

烤鮭魚添上檸檬
食鹽0.5g

濃湯
食鹽1g

飯

食鹽合計1.6g

午餐

拉麵
(湯要剩下一半)

食鹽合計2.5g

晚餐

海鮮沙拉
食鹽0.5g

烤雞肉搭配彩色青椒
食鹽1g

飯

蔬菜濃湯
食鹽1g

食鹽合計2.5g

國人的食鹽攝取量還在持續增加中

國人的食鹽攝取量隨著飲食生活的變化而改變了。最近因為速食品及便利食品的攝取量增加，使得食鹽的攝取量再度增加。

⊙國人的食鹽攝取量為WHO理想值的二倍

以前的人一天只攝取○．五～三公克的食鹽。但是，隨著飲食生活的變化，食鹽攝取量增加，而高血壓患者也增加了。因此，衛生單位提出一天攝取不到十公克的減鹽目標。這使得國人的食鹽攝取量漸減。一九八七年，日本人一天的食鹽攝取量為十一．七公克，但是，後來攝取量又開始增加。現在，一天的平均食鹽攝取量為十二～十三公克。相當於WHO理想值一天五～六公克的二倍。

⊙攝取加工食品使得食鹽攝取量增加

最近，因為攝取較多的速食品及便利食品等加工食品，使得食鹽的攝取量再度增加。

加工食品含有較多的食鹽，而且在攝取這些食品時，又會淋上醬油、番茄醬和美乃滋。

memo

食鹽理想的攝取量

厚生勞動省在「健康21」中，提出食鹽攝取量不到10公克的理想目標。但是，高血壓患者最好以7公克以下為標準。不過，要一下子減為7公克並不容易。所以，就以每天量減少3公克為目標開始做起吧！

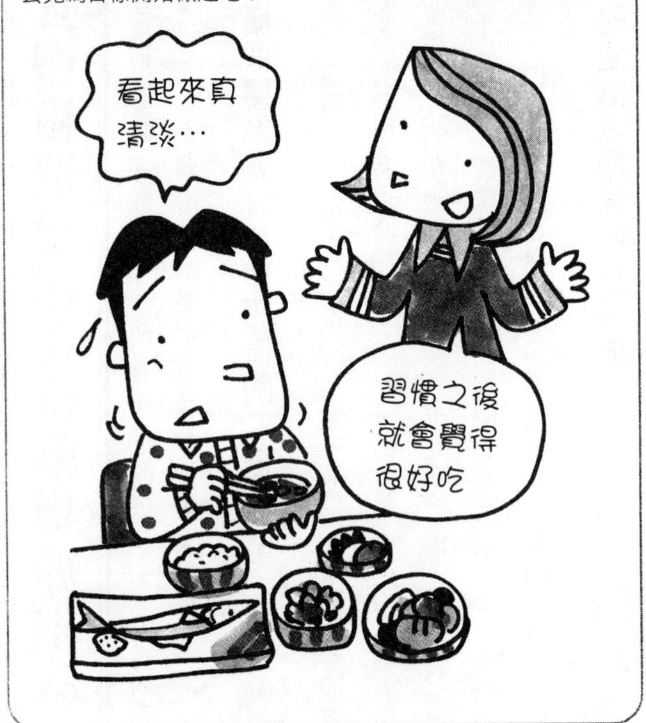

推出便利的食品，的確是造福大眾，但是會攝取到大量的食鹽。習慣於這種口味後，平常就會追求較重的口味了。

日本人食鹽攝取量（g／日）的年度演變

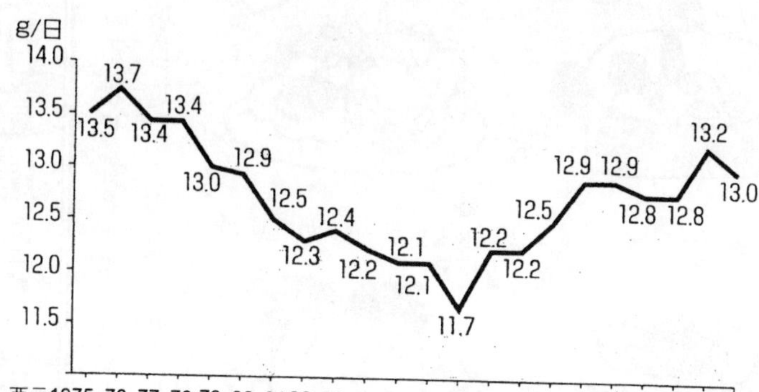

（資料：日本高血壓學會「高血壓治療指南　2000年版」）

❶血壓只要下降二mmHg就能減少一萬名腦中風死亡人數

食鹽是引起腦中風等各種疾病的原因。只要血壓下降二mmHg，就能使腦中風死亡人數減少一萬人。

另外，因為缺血性心臟疾病所造成的死亡人數也會減少。而在整個循環器官疾病方面，也能減少一萬名死亡人數。

一旦減鹽，就能抑制使鈉排泄量增加的鉀的喪失，結果血壓下降，能夠預防併發症。

此外，接受藥物治療的人，只要使用較少的藥量就能奏效。

要注意這些生活習慣

以下項目都是會引起高血壓的生活習慣，檢查看看是否有符合的項目。

符合項目越多，則血壓升高的可能性就越高。

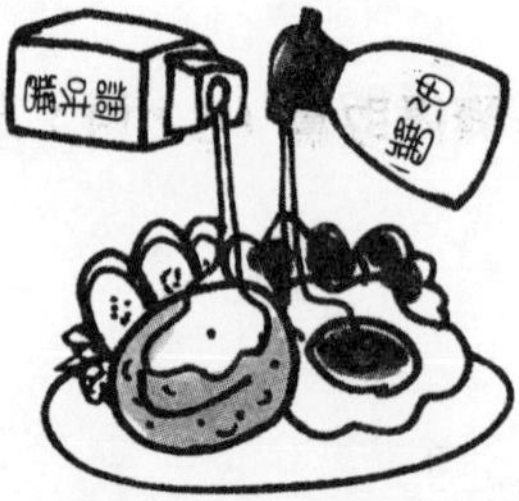

❶
淋上大量的醬油或調味醬

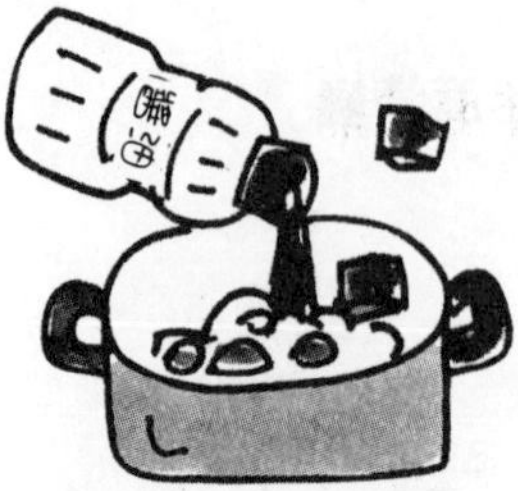

❷
喜歡較重的口味

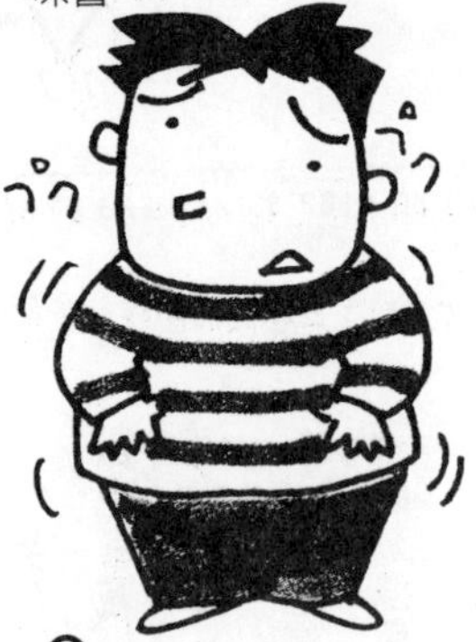

❸
從年輕時就開始發胖

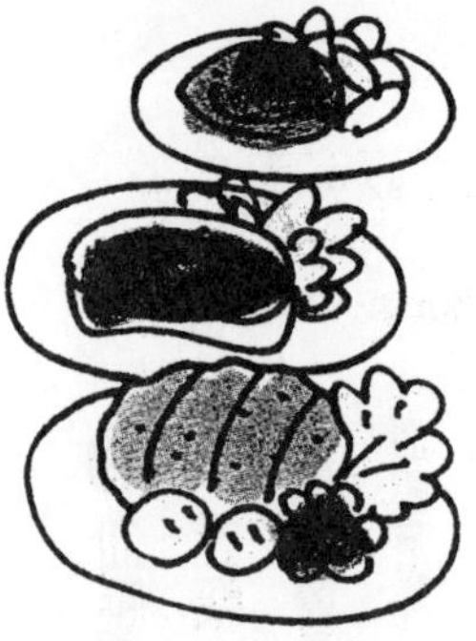

❹
很少吃蔬菜或水果

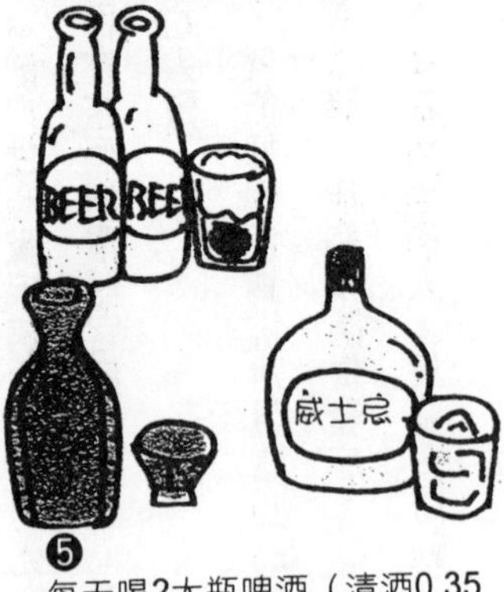

❺
每天喝2大瓶啤酒（清酒0.35公升、威士忌單份4杯）以上

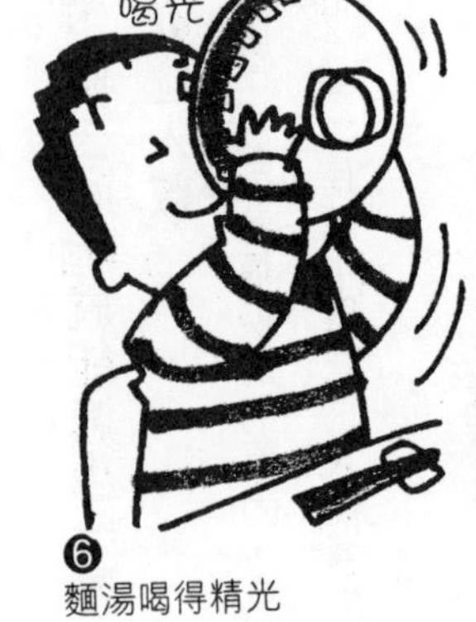

❻
麵湯喝得精光

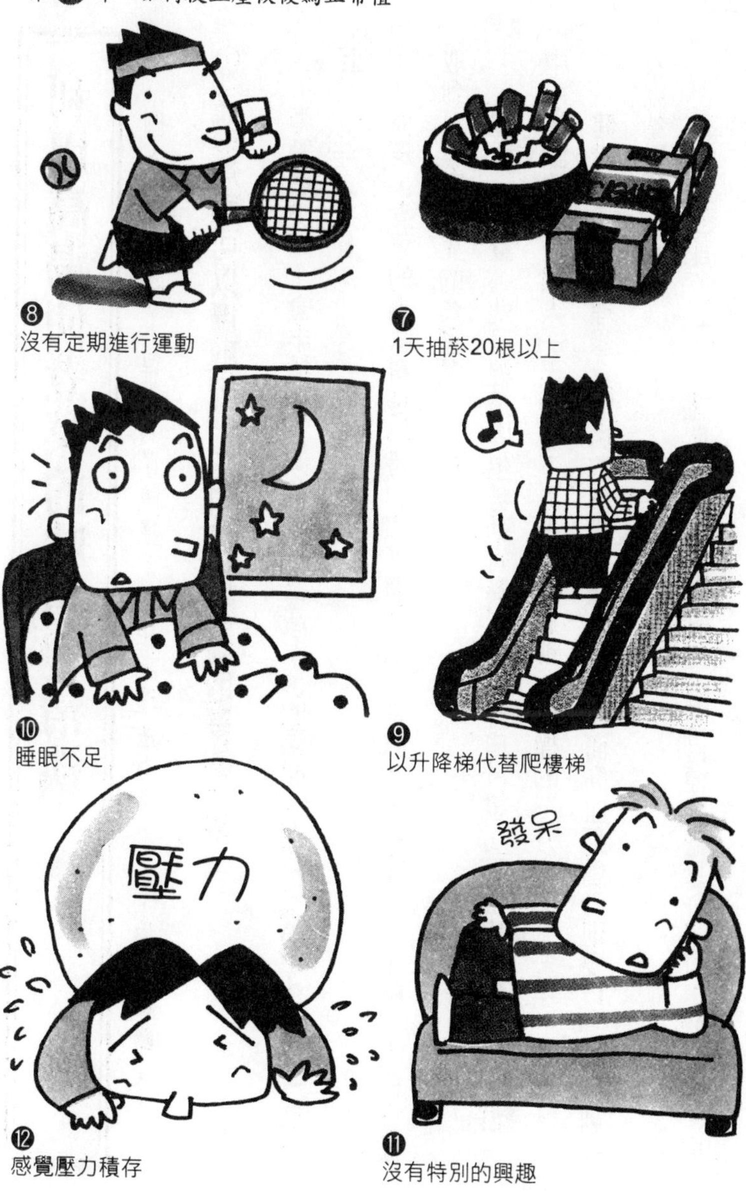

❽ 沒有定期進行運動

❼ 1天抽菸20根以上

❿ 睡眠不足

❾ 以升降梯代替爬樓梯

⓬ 感覺壓力積存

⓫ 沒有特別的興趣

利用高湯使煮菜的味道變清淡

國人較重口味，但是為了減鹽，要在調理法上下工夫，努力減鹽。

⊙一盤煮菜可以攝取到一天目標食鹽攝取量的一半

馬鈴薯燒肉、煮羊栖菜等煮菜，是經常上桌的菜餚。通常一週至少會吃一次以上。

但是，煮菜的調味料是以醬油和砂糖為主，喜歡吃重口味的人，吃一人份會攝取到三～五公克的食鹽量。

這種食鹽量，就已經是厚生勞動省為了創造健康計畫，而提出「健康日本21」中所建議的「一個人一天攝取不到十公克食鹽」目標的三分之一到一半的量了。

健康人一天的理想食鹽攝取量是未滿十公克，而高血壓患者則要以一天不到八公克為目標。

高血壓患者光是吃一盤煮菜，就會攝取到一天目標食鹽量一半以上的食鹽，所以要特別注意。

⊙天然高湯能增添風味並達到減鹽效果

若以減鹽為目標，則絕對要禁止使用大量的醬油和砂糖。放入越多的砂糖，就必須加入更多的醬油。

此外，如果使用風味較少的調味高湯包，則須要依賴砂糖和醬油，甚至為了讓味道進入菜碼中而必須要煮很久，結果會使食鹽量變得更多。

想要減少調味料而且使食物吃起來美味的話，可以活用柴魚片或海帶芽等天然的高湯。天然的高湯具有甘甜味和風味，能夠引出食材的美味，只要較淡的口味，吃起來就覺得美味可口。雖然較費工夫，但是，為了創造健康，最好活用美味高湯。

此外，也可以善加利用低鹽

memo

利用天然高湯，則1人份的煮菜只要使用0.5公克的食鹽就OK

利用天然高湯做煮菜時，則1人份的調味料分量是砂糖1/2小匙、鹽少許、醬油1/6小匙。雖然口味清淡，但是美味爽口。1人份的總食鹽量只有0.5公克。

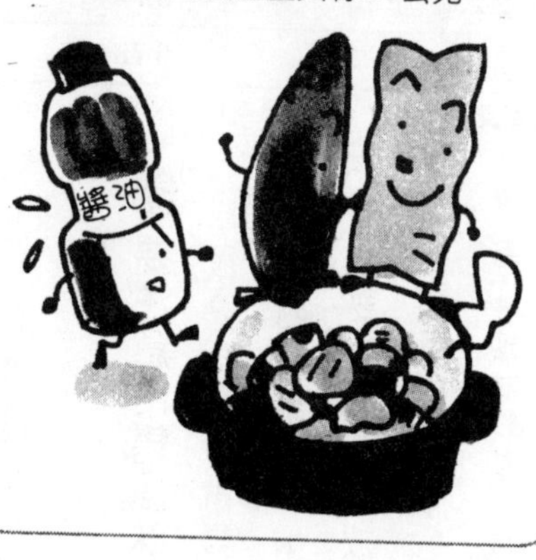

調味料的食鹽量		
調味料	1大匙(15cc)	1小匙(5cc)
食鹽	14.87g	4.96g
醬油(濃味醬油)	2.61g	0.87g
醬油(淡味醬油)	2.88g	0.96g
米味噌(甜味噌)	1.10g	0.37g
米味噌(淡色甜味噌)	2.23g	0.744g
米味噌(紅色鹹味噌)	2.34g	0.78g

（參考資料：科學技術廳資源調查會「五訂日本食品標準成分表」）

醬油、低鹽味噌或低鹽奶油等。

❗要注意市售風味調味料的食鹽

很多人會利用市售的風味調味料來製做高湯，但是，這些風味調味料中三十%是食鹽。

想要利用高湯而放入大量的風味調味料，結果反而增加了食鹽的攝取量。

風味調味料是合成天然素材的主要成分，裡面並不存在天然高湯中微量存在的成分，所以，並不具有天然高湯獨特的風味或香氣。任何東西還是天然的最好。

❗了解各調味料的食鹽量

各調味料的食鹽含量如上表所示。要在調味上下工夫，細心的熬高湯，就能夠減少食鹽的攝取量。

充滿菜碼的味噌湯一天喝一碗

以大豆為原料的味噌湯是健康食品，但是食鹽含量較多。一天三餐都喝味噌湯，會攝取到五公克的食鹽，可利用高湯加入多種菜碼做成淡味的湯。

⊙一天喝二杯味噌湯會攝取到目標食鹽量的三分之一

味噌湯等湯類，能夠提升主菜與配菜的口感，同時也能夠攝取到大量的蔬菜。味噌的原料大豆，含有較少的膽固醇，有「菜園牛肉」之稱。含有優質的植物性蛋白質且富於營養。

但一碗味噌湯中含有一～二公克的食鹽。很多人一天喝二、三碗。如果喝下二碗，就會攝取到高血壓患者目標值三分之一以上的食鹽量。因此，最好一天只喝一碗。每餐少不了味噌的人，可以從一天二碗開始，再慢慢的減少為一天一碗。

⊙利用高湯和大量的蔬菜來做味噌湯

高血壓患者的味噌湯，以一碗含一公克的食鹽為目標。要減少味噌湯所含食鹽的秘訣，就是如同做煮菜一般，要使用熬煮的天然高湯，藉此就能引出素材的甘甜味，增添風味。做成淡味高湯，就能成為美味的湯。

加入大量的蔬菜、海藻及當令季節的食材。蔬菜和海藻中含有鉀，能發揮排泄鈉的效果。

memo

味噌湯的食鹽量以1公克為目標

2小匙的味噌中，其食鹽含量約為1公克。1人份的湯的目標調味量其比例如下。

	什錦湯	味噌湯	西式湯	中式湯
食鹽	0.7%	0.9%	0.6%	0.7%
高湯	3/4杯	3/4杯	3/4杯	3/4杯
鹽	1/5小匙		1/6小匙	1/5小匙
醬油	少量			
味噌		2小匙弱		

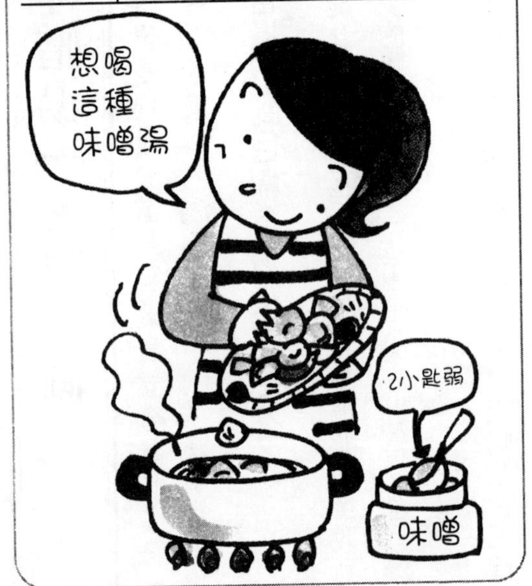

像什錦湯充滿各種菜碼的湯，比味噌湯略勝一籌，能夠成為單點的菜餚，一天喝一碗，就能夠得到滿足感。

❶熬煮味噌高湯的方法

味噌高湯的食材，包括海帶、柴魚片、小乾白魚等。

●小乾白魚、海帶

鍋中加水，放入小乾白魚和海帶，水滾之後，再撈出材料，這樣就不會產生苦味（如果不在意苦味，那麼繼續煮也無妨）。

●柴魚片

鍋中的水煮滾後，放入一大把柴魚片，等到水再度煮滾後就關火，然後過濾。秘訣是要放入較多量的柴魚片。

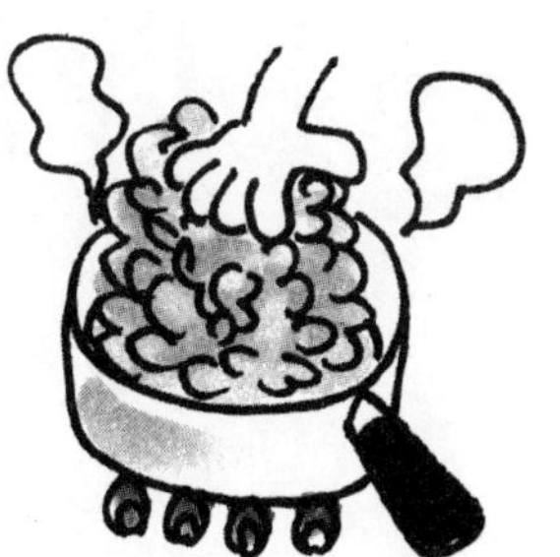

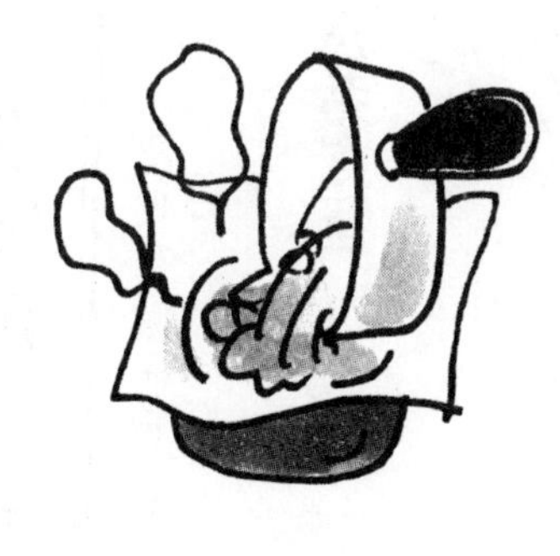

減少醃製泡菜的攝取量，一天吃一次即可

許多人會利用醃製泡菜來配飯或配菜。用鹽醃的泡菜，即使少量，也含有大量的食鹽。醃泡的時間越久，食鹽的含量就越高。

⊙長期間醃製的泡菜二～三片一天吃三次會攝入三公克食鹽

醃製的泡菜中含有維他命類、食物纖維和鉀等。

但其中含有大量的鹽。長期間醃製的泡菜，二～三片中就含有一～二公克的食鹽，而若是短時間醃製的淡味泡菜，則二～三片中約含有〇・五～一公克的食鹽。

如果再淋上醬油的話，則又再加上〇・五公克的食鹽。同時，食鹽也會使得蔬菜中的鉀喪失。

每天三餐都吃醃製泡菜的人，則會攝取到一・五～三公克的食鹽量。

有的人在上午十點和下午三點的點心時間會吃一些泡菜，這樣算起來，一天就會從醃製泡菜中攝取到二・五～三公克的食鹽。

最好每次的食用量減半，或一天只吃一次醃製泡菜。

⊙淡味泡菜一次吃一～二片即可

有的人如果飯桌上沒有泡菜就會喪失食慾，這時，最好選擇淡味泡菜，吃一～二片即可。這樣就算一天吃三次，也能減少食鹽的攝取量。

必須藉助醬油來提升泡菜風味的人，則醬油就等於二～三片淡味泡菜中所含的食鹽量。如此一來，就算減少攝取醃製泡菜的量或次數，也無濟於事。不要將醬油直接淋在泡菜上，最好用小碟子盛裝醬油，稍微沾點醬油來吃就可以了。

❗如何讓淡味泡菜變得美味可口

醃製泡菜時，可以利用柚子、蘘荷、薑等香味蔬菜來提味，即使低鹽也很美味。為了減鹽而做成淡味泡菜時，如果使用化學調味料，因為其中含有鈉，並不具有減鹽效果。

❗佃煮菜也要注意

白飯搭配佃煮菜很好吃，但是，佃煮菜中含有較多的食鹽。

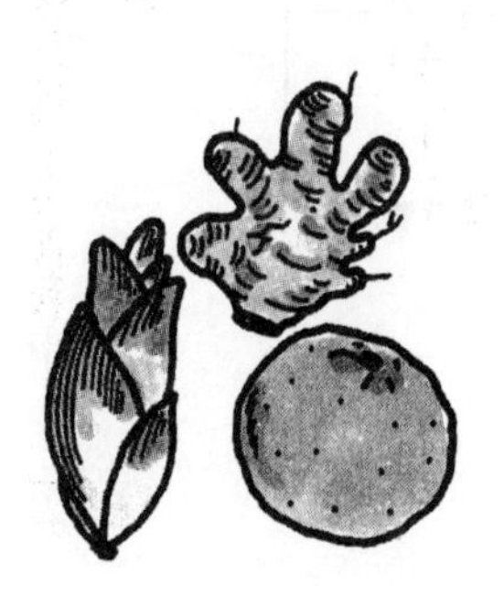

佃煮海帶一百公克中含有十二・四公克的食鹽，而佃煮紫菜一百公克中也含有十・二公克的食鹽。佃煮菜會使得飯吃得過多，導致肥胖，所以不宜攝取太多。

醃製泡菜中所含的食鹽量			
食品名	1次飲食的重量(g)	1次飲食中所含的食鹽量(g)	100g中的食鹽量(g)
味噌醃白蘿蔔	30	3.36	11.2
醃大芥菜	50	2.90	5.8
榨菜	20	2.74	13.7
芥末醃茄子	50	2.40	4.8
醃鹹梅（鹽醃）	10	2.21	22.1
味噌醃牛蒡	30	2.13	7.1
米糠醃白蘿蔔	50	1.90	3.8
醃白蘿蔔	50	1.80	3.6
鹽醃蕪菁(根・帶皮)	50	1.40	2.8
醃黃蘿蔔	30	1.29	4.3
醃白瓜	30	1.29	4.3
醬油醃小黃瓜	30	1.23	4.1
調味醃野澤菜	50	1.20	2.4
鹽醃白菜	50	1.15	2.3
白菜泡菜	50	1.10	2.2
白蘿蔔醬菜	20	1.02	5.1
結縷草醃茄子	20	0.82	4.1
米糠醃小黃瓜	50	0.75	1.5

（資料：科學技術廳資源調查會「五訂日本食品標準成分表」）

已經調味過的配菜勿再淋上醬油或調味醬

擺在餐桌上的配菜，即使已經調味過，但仍有很多人會反射性的淋上醬油或調味醬來吃。食鹽再加上食鹽的吃法是不可取的。

⊙淋些許的醬油就會增加〇・五公克的食鹽

吃涼拌菜、燙青菜、烤魚時，很多人都會淋上醬油、鹽或調味醬來吃。那些已經調味過的食品，如果再加上醬油或調味醬，就會導致食鹽攝取過剩。一份醬油、一份調味醬、一小撮鹽，會各自攝取到〇・五公克的食鹽。有的人甚至淋二～三次份的量，這樣當然就會攝取到二～三倍的食鹽。這些人會習慣性的使用醬油及調味醬，亦即已經習慣追求重口味的食物了。一旦面對清淡的食物，就會覺得索然無味。

不過，為了避免攝取過剩的食鹽，還是要杜絕這種追求重口味的習慣。

⊙戒除利用餐桌鹽的不良習慣

首先是餐桌上不要擺醬油瓶、調味醬瓶或食鹽等。如果是油炸食品，則可以事先調味，而沙拉也可以事先利用適量的調味醬涼拌後再上桌。總之，要擺一些不需要另外調味即可直接食用的料理。同時，要全家人配合，攝取口味清淡的飲食。

如果真的覺得滋味不足，那麼可以使用檸檬、醋、胡椒、辣椒等來提味。首先要養成不要自然伸手去拿調味醬的習慣，這樣才能杜絕惡習。

memo

減鹽的工夫①

- 在餐桌上不要擺食鹽、醬油、調味醬等。
- 油炸食品事先調味後再炸。
- 沙拉、燙青菜等先調味、涼拌好再上桌。

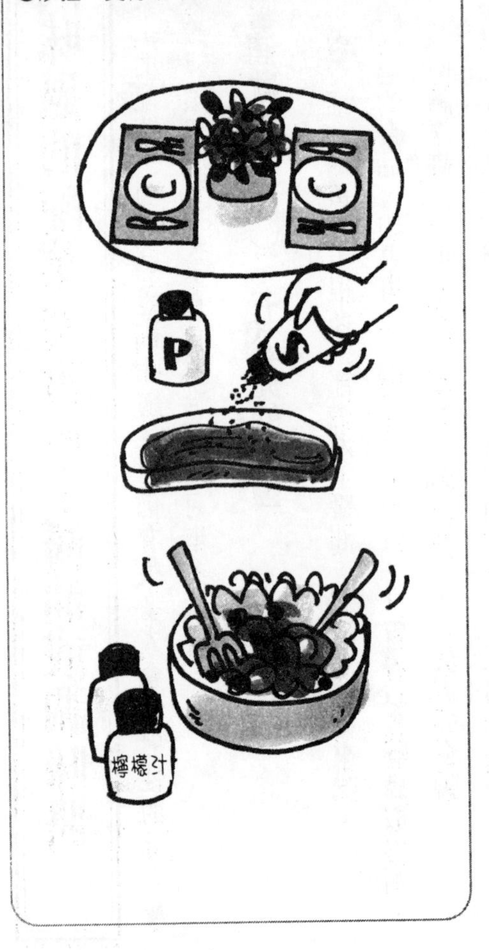

比較醬油和調味醬油的食鹽量	
	1小匙的食鹽量
醬油（濃味）	0.87g
橙醋	0.44g
調味醬油	0.44g

※橙醋＝醬油1：橙汁1
　調味醬油＝醬油1：高湯1
（資料：科學技術廳資源調查會「五訂日本食品標準成分表」）

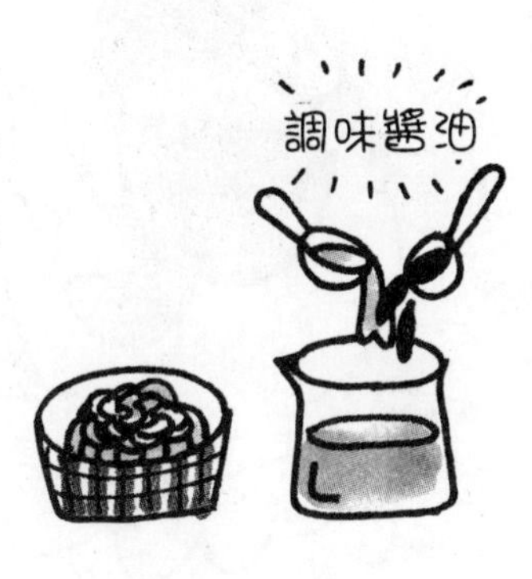

平常的菜單要改成低鹽食品

燙青菜與其淋上醬油，還不如利用以高湯和橙醋調拌成的調味醬油，這樣即可減少一半的食鹽量。

另外，沙拉則可在市售的美乃滋中加入一倍量的優格混合，利用這種美乃滋優格醬來涼拌，就能減少三分之一的食鹽，並減少脂肪的攝取量，成為健康食品。

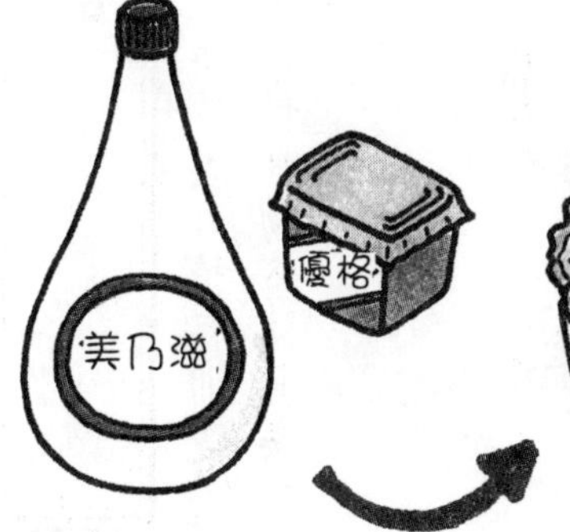

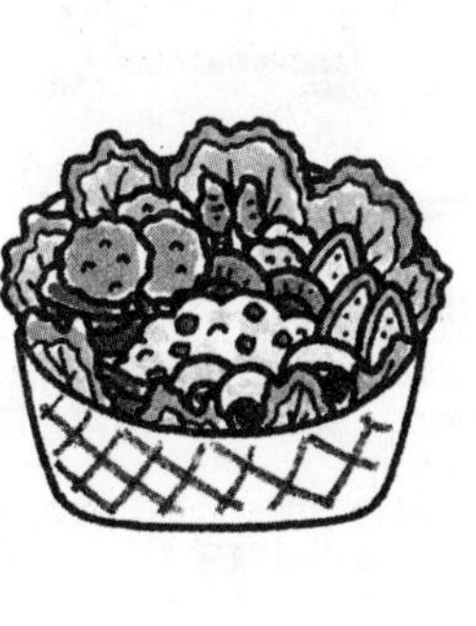

口味清淡但美味可口的調理秘訣

改變成低鹽料理後，有的人會覺得口味不夠。結果由於壓力積存而變得想吃口味更重的食物。這時，可以在調理法上下點工夫，使食物清淡且美味可口。

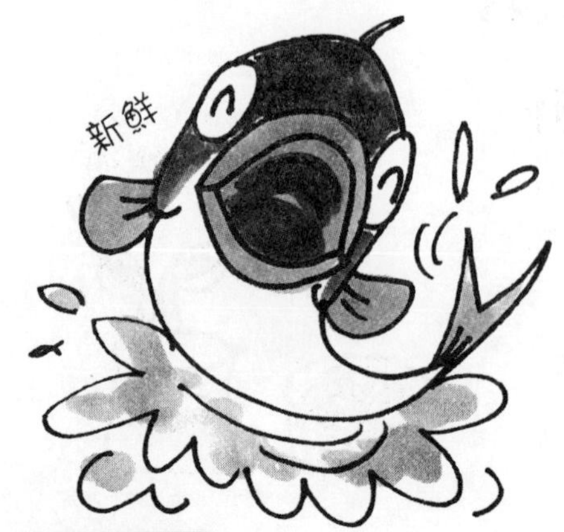

使用新鮮的素材

使用新鮮的材料，運用素材的美味，這樣即使口味清淡也很好吃。相反的，鮮度不佳的食材，會藉著調味來彌補味道的不足，結果使得口味過重。

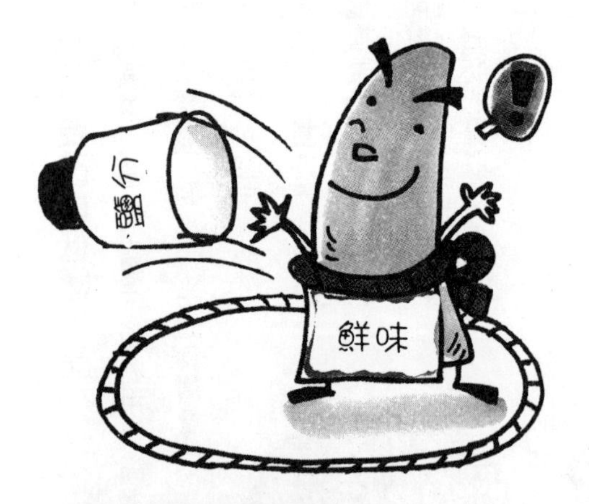

利用天然高湯引出鮮味

以海帶、柴魚片等熬成的高湯所做成的料理，其高湯本身就帶有鮮味，像味噌湯、煮菜、涼拌菜等，都可加以利用。

此外，用高湯調拌醬油做成的調味醬油，也可以用來淋在燙青菜上以減少食鹽量。

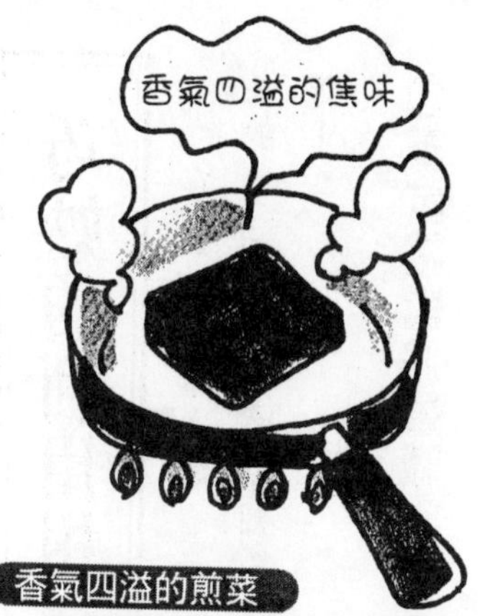

香氣四溢的煎菜

魚或蔬菜如果以煎的方式來料理，則不需要調味，就能藉著香氣四溢的烤焦味增進食慾。在油炸鍋中倒少許油做成煎菜，等到稍微呈現焦色後再調成清淡口味，就能得到美味的口感。

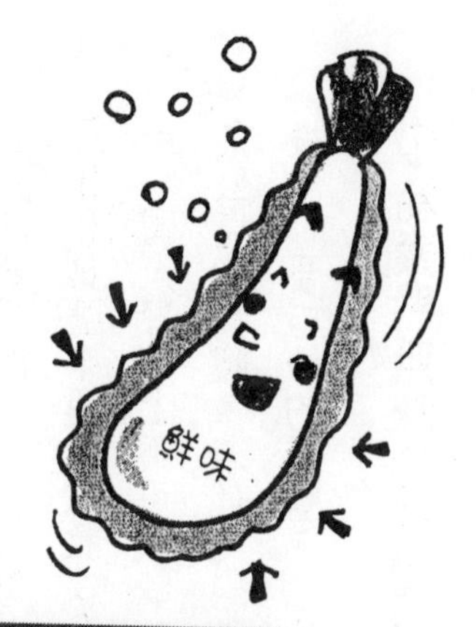

高明的使用油

素材用油略炒後調味，能夠產生比較濃厚的味道。即使是淡味蔬菜也十分爽口。事實上，中國料理的食鹽量比日式食品更少。此外，鮮味隱藏在油炸菜中，因此就算不淋醬油或調味醬，也相當好吃。

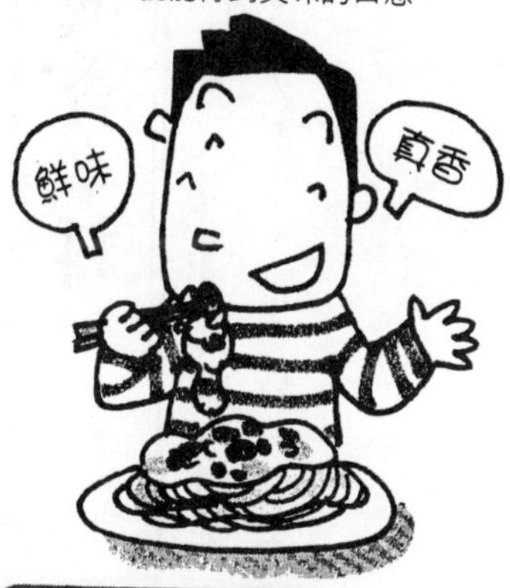

增加濃稠度

煮菜或湯類在關火之前於味道較清淡時，可利用勾芡的方式增加濃稠度。表面附著味道，就能產生濃厚的香氣。湯汁過多時，食鹽溶入湯汁中，就會造成食鹽攝取過多，所以，要減少湯汁的量。

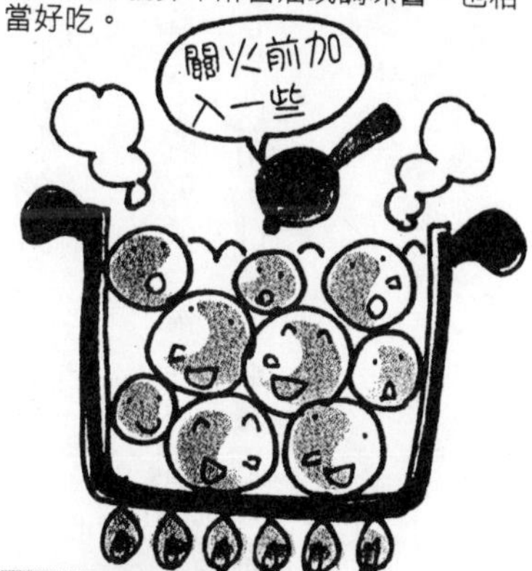

讓味道附著在表面

舌頭會對附著於食品表面上的味道產生反應。即使味道滲入食材中，但只要表面有味道，就會感覺美味可口。相反的，長時間熬煮的食物，雖然入味，但是水分蒸發後，鹹味更重。因此，在調理時，不要一開始就放入調味料，只要在最後關火之前稍微調味一下，讓表面附著味道即可。

巧妙的利用柑橘類或香辛料

在醬油中加入等量的柑橘類，就能做出清爽的調味醬油，藉此能減少煮菜的醬油。加入香辛料之後，既清爽又美味。請巧妙的利用柑橘類或香辛料吧！

⊙嘗試讓醬油量減半

醬油是國人不可或缺的代表調味料。和味噌同樣的，是由大豆所製造出來的，其中的氨基酸能夠引出鮮味。歐美人愛吃油膩的食物，而日本人則是藉著氨基酸的鮮味和食鹽來建立飲食文化。

國人餐桌上不可或缺的醬油中，含有十五%的食鹽，亦即一小匙中就含有〇・九公克的食鹽。若任何料理都淋上醬油來食用，就會過剩攝取食鹽。所以不要依賴醬油，要巧妙的減鹽。

⊙為索然無味的低鹽食物提味

適合和醬油搭配的，就是各種柑橘類和香辛料。柑橘類包括柚子、酸橘、檸檬、金桔等，可用來搭配火鍋料、醋拌菜、油炸菜等。

香辛料則包括胡椒、辣椒、咖哩粉、香草等。不論是燒、煮、烤等料理，只要加入些許的香辛料，就能提味。

香辛料具有刺激性，很多人認為它會使血壓升高，這是錯誤的想法。事實上，不會對胃、腎臟、肝臟等臟器造成影響，反而能夠藉此減少食鹽的攝取量，使得原本索然無味的食物變得更美味可

memo

減鹽的工夫②

- 利用柑橘類來調醬油。
- 燙青菜等不要直接淋上醬油，可以將少量醬油倒在小碟子中，沾醬油來吃。

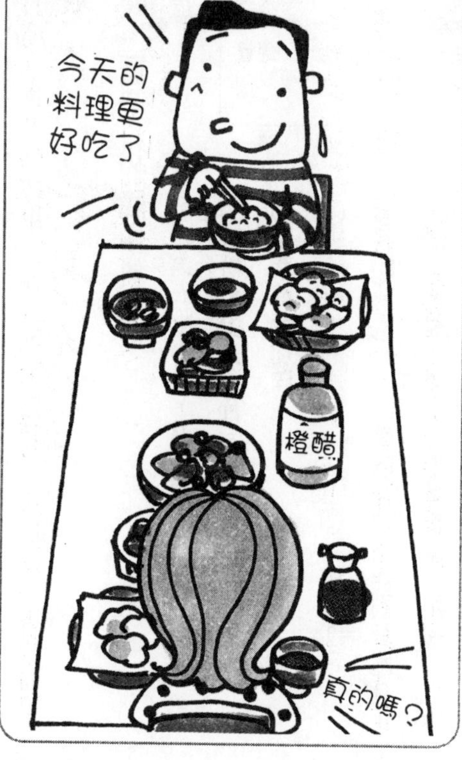

口。同時也具有增進食慾的效果。在食慾不振時，可以活用香辛料。

❶使用柑橘類、香辛料的簡便料理

●紫蘇炸鯡魚

材料（2人份）

鯡魚（切成3片）	120g
酒	1小匙
麵粉	2小匙
蛋白	⅓個
青紫蘇葉	10片
炸油	適量
檸檬	¼個

①鯡魚去除小骨，淋上酒。
②麵粉和蛋白混合。
③青紫蘇葉切碎。
④去除鯡魚的水氣，沾上②，撒上③。
⑤將④放入一七〇度的炸油中炸到酥脆為止。
⑥鯡魚盛盤，添上梳形檸檬來食用。

●烤蔬菜配辣味芝麻醬

材料（2人份）

	胡蘿蔔	30g
	生鮮香菇	40g
	綠蘆筍	60g
	長蔥	40g
A	薑	少量
A	辣椒	少量
A	長蔥	10g
A	熟芝麻	1小匙
B	醬油	1小匙
B	醋・高湯	各1大匙

①胡蘿蔔切成三㎜厚的圓片，煮過。生鮮香菇去蒂。
②熱鐵絲網，將胡蘿蔔、香菇、綠蘆筍、長蔥鋪在網上，邊轉動邊烤。切成易吃的大小後盛盤。
③A的薑和長蔥切碎，紅辣椒去籽切碎。
④將芝麻磨碎，與③和B混合，淋在②上來吃。

麵類的湯汁要留下一半

麵類的湯中含有很多食鹽。而且外食或速食品的湯中含有更多的食鹽。即使能夠吃得精光，但最好湯汁能留下一半不吃。

⊙麵湯中所含的食鹽為目標攝取量的半量

很多人會將拉麵、烏龍麵、蕎麥麵的湯汁一飲而盡，但是，外食的麵類或速食品，其湯汁中就含有三～五公克的食鹽。

亦即麵湯中所含的食鹽，是高血壓患者一日目標食鹽攝取量的一半以上。

雖然湯頭美味，但是，考慮到健康的問題，最好還是剩下來較妥。光是麵上所含的食鹽就有一～二公克，如果連湯也喝光，那就會攝取到更多的食鹽。一定要捨得放棄。

⊙在家中做菜時要善加運用高湯

會把麵湯喝得精光的人，通常也喜歡在料理上淋上醬油、調味醬或使用鹽巴來攝取食物。

首先，要養成只吃麵就能得到滿足的習慣。

在家中製作麵類料理時，與做味噌湯相同，要利用海帶、柴魚片、雞架子來熬煮成天然的高湯。

要注意加工食品的食鹽含量

調理包食品或速食品等，雖然使用方便，但含有大量的食鹽，口味較重。

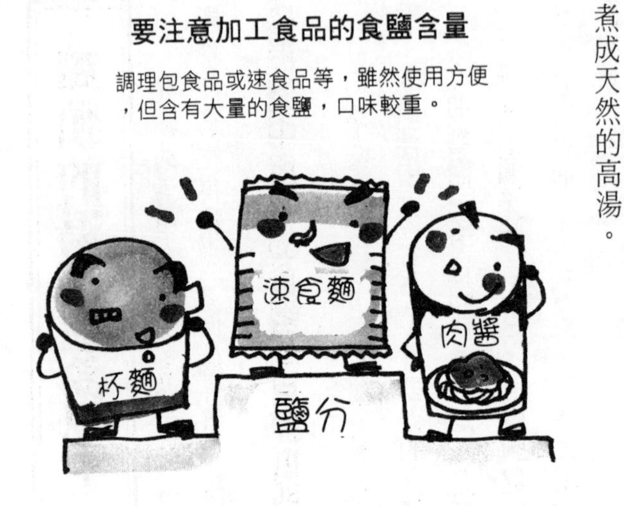

食鹽較多的加工食品		
食　品　名	1次飲食的重量	1次飲食中所含的食鹽量
速食麵	100	6.4
杯麵	100	6.9
咖哩調理包	100	1.3
冷凍燒賣	100	1.3
冷凍肉丸子	100	1.3
冷凍水餃	100	1.2
冷凍漢堡	100	1.2
冷凍炸肉餅	100	1.1
冷凍焗菜	100	0.9
冷凍燴飯	100	0.9
冷凍燉牛肉	100	0.7
豌豆湯調理包	100	0.7

（資料：科學技術廳資源調查會「五訂日本食品標準表」）

麵中原本就已經含有食鹽，所以如果麵沒有事先煮過而直接放入湯中，就更會增加食鹽的攝取量。因此，麵要事先煮過再使用。最初盡量減少湯的量，多放入一些菜碼。

外食麵類中所含的食鹽量

如果是以淋汁或蘸汁來吃，則外食麵類中所含的食鹽量如表所示。一旦把麵湯全部喝完，就會攝取到超出一天目標攝取量一半的食鹽。

拉麵	5.4g
什錦蕎麥麵	5.1g
鍋燒烏龍麵	5.1g
油炸豆腐片清湯麵	4.5g
天婦羅蕎麥麵	4.2g
月見蕎麥麵	4.2g
竹屜蕎麥麵	3.6g

高血壓患者的健康調味法

市售烏龍麵、蕎麥麵的醬汁中含有大量的食鹽。所以要利用天然高湯，依照以下的分量（一人份）來調味，製作對健康有所幫助的醬汁。

種　　類	高　湯	醬油分量	料酒分量
蕎麥烏龍麵的醬汁	3/4杯	1大匙	1/2大匙
細麵的醬汁	4大匙	1/2大匙	1/4大匙
醬汁	2大匙	1小匙	1小匙

鹹鮭魚、鱈魚子等一週只能吃一～二次

很多人偏好鹹鮭魚、鱈魚子、鹽醃鮭魚子等。雖然下飯，但食鹽含量豐富，要注意。不要每天吃，一週攝取一～二次為宜。

⊙一塊鹹鮭魚和一袋鱈魚子各含三～四及二～四公克的食鹽

鹹鮭魚和鱈魚子等當成握壽司及茶泡飯的菜碼，深受日本人的喜愛。鹹鮭魚、鮭魚乾、鱈魚子或鹽醃鮭魚子及鯖魚子等，已經為日本飲食文化之一。很多人每天早餐或晚餐都少不了這些食物。

撒上鹽以長久保存的海鮮鹽醃製品，可以直接吃單品，或利用在各種料理中，味道絕佳。但是，光是一塊鹹鮭魚，就含有三～四公克的食鹽，而鱈魚子等鹽醃製品，則一袋就有二～四公克的食鹽。

每天吃一次，則一定會超過食鹽標準量。

⊙吃一次時就要藉由其他低鹽料理來調節

並不是說完全不能攝取這類食品，但是，食鹽攝取量很容易超過十公克，所以最好一週只吃一～二次。

如果每天都很想吃鹽醃製品，那麼，就必須要利用其他低鹽料理來調節。換言之，只要一天食鹽的攝取總量不超過目標量即可。

memo

以照燒新鮮鮭魚取代烤鹹鮭魚能減少3公克的鹽

鹹鮭魚含有三～四公克的食鹽，如果利用鹽烤方式來攝取，就會將全部食鹽攝入體內。但是，若使用未經鹽醃處理的新鮮鮭魚，利用油煎了之後略微調味，則即使只有0.6公克的食鹽，卻相當的好吃。煎出些許焦味的程度，吃起來更是美味。

●照燒新鮮鮭魚

【作法】

①新鮮鮭魚去除小骨、水氣，煎鍋中熱油，將鮭魚的表面朝下放入鍋中，用中火煎3～4分鐘後翻面再煎。

②醬油和料酒混合後加入①中，搖晃煎鍋，煎到汁收乾為止。

材料（2人份）	
新鮮鮭魚	2塊
沙拉油	1½小匙
醬油	1⅓小匙
料酒	1⅓小匙

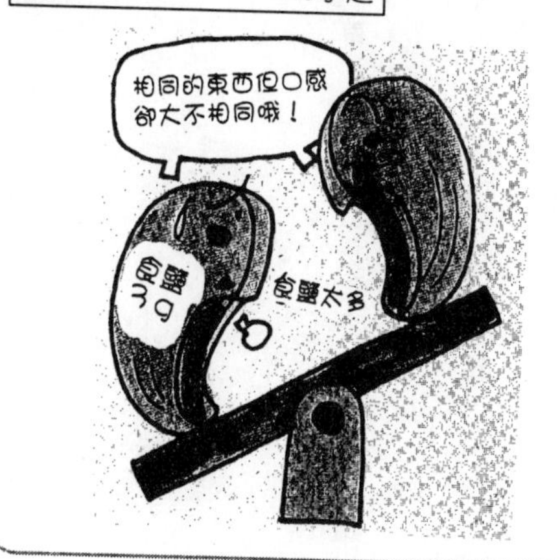

不要搭配鹹的海鮮類或鮮味的煮菜等。想吃魚時，就要搭配口味清淡的燙青菜或生菜沙拉等。

全都是淡味食物，會讓人倒胃口，不過，如前所述進行調整，應該就沒問題了。

位在越北方的日本人攝取越多的食鹽

以地區來看日本人的食鹽攝取量，則東北、北關東、首都圈的攝取量較多，往西行到近畿、四國、九州時，食鹽的攝取量減少。

這是因為喜歡吃醃製食品的習慣及湯的內容和調味料的使用方式不同的緣故。尤其日本東北地方的居民食鹽攝取量極多，所以，因腦中風而死亡的人口也較多。

後來，這些地方的人實行減鹽生活，結果高血壓患者數減少，同時腦中風所造成的死亡率也降低了。

每天都要攝取牛乳、乳製品

鈣能夠有效的排泄鈉，同時具有使血壓穩定的作用。而牛乳或乳酪等乳製品的鈣吸收力較佳，同時與減鹽食的相合性也較好，所以每天要攝取一次。

⊙乳製品的鈣吸收率高於魚或蔬菜

除了要減少食鹽的攝取量之外，能夠促進腎臟排泄鈉的食品，也具有降血壓作用。

鈣能夠促進鈉的排泄，使血壓保持穩定。此外，鈣也能抑制血小板凝集力的亢進，預防腦梗塞等動脈硬化所引起的疾病。

小魚、海藻類、乳製品中都含有鈣，不過，建議各位積極攝取的是牛乳、優格、乳酪等乳製品。國人較少攝取乳製品，但與海鮮類或蔬菜類相比，乳製品具有較好的鈣吸收率，能夠有效的將鈣吸收到體內。此外，牛乳、優格、鬆軟白乾酪等，具有只要用少量食鹽即可調理的特徵，所以，最好每天攝取一次乳製品。

⊙一瓶牛乳、三十公克乳酪即可攝取到鈣需要量的三分之一

食用一瓶牛乳、二〇〇毫升的優格或三十公克加工乾酪，就可以攝取到一天鈣需要量六〇〇毫克的三分之一。

此外，乳製品中含有豐富的蛋白質。攝取這些乳製品，就可以同時攝取到三十公克的魚、肉或一個蛋中所含的六～七公克的蛋白質。

memo

乳製品中所含的脂肪

100公克的牛乳或乳酪等乳製品中，含有如下表所示的脂肪。肥胖或高膽固醇的人，可以利用脂肪較少的乳製品。

食品名	脂質(g)	熱量
奶油(含鹽)	81.0	745
奇達乾酪	33.8	423
奶油乳酪	33.0	346
巴馬乾酪	30.8	475
加工乾酪	26.0	339
卡芒貝爾乾酪	24.7	310
加糖煉乳	8.3	331
普通脂肪冰淇淋	8.0	180
霜淇淋	5.6	146
鬆軟白乾酪	4.5	105
加工乳(濃厚)	4.2	73
普通牛乳	3.8	67
全脂無糖優格	3.0	60
低脂肪乳	1.0	46

鈣質含量較多的乳製品		
食品名	1次的食用量	鈣質量
脫脂奶粉	20	220
普通牛乳	200	220
加工乾酪	20	166
奇達乾酪	20	148
冰淇淋(普通脂肪)	100	140

(資料：科學技術廳資源調查會「五訂日本食品標準成分表」)

但是牛乳、加工乾酪中含有脂肪，所以肥胖或膽固醇值較高的人，不宜攝取太多。最好利用低脂牛乳、原味優格、鬆軟白乾酪、脫脂奶粉等。

不能夠攝取乳製品的人能利用其來提味

不喜歡乳製品或喝牛乳後容易下痢的人，則可以利用牛乳來提味。

例如，在以味噌湯為主角的石狩鍋中加入一杯牛奶，則味噌不僅能去除牛乳的味道，同時能夠產生香氣。即使口味較淡，卻十分的美味。

另外，也可以利用鬆軟白乾酪做成沙拉醬。

在味噌湯和涼拌菜中加入少量的脫脂奶粉也不錯。

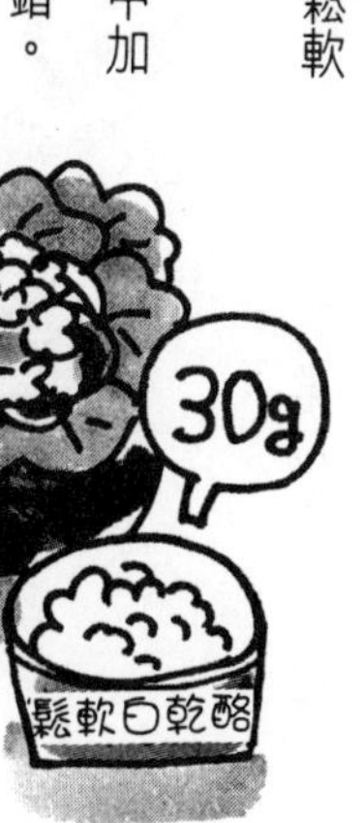

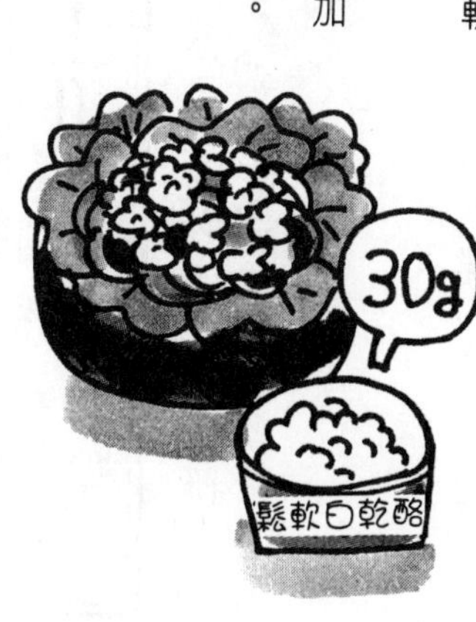

每天吃點心、消夜會使血壓上升

下午三點要吃點心，晚餐後邊看電視邊吃零食，這種吃點心或消夜的習慣，會造成肥胖。因為肥胖而血壓較高的人，首先要戒除這種飲食習慣。

⊙肥胖者改善飲食習慣後即可降血壓

血壓較高的人，多半是肥胖者。肥胖者大多擁有容易導致肥胖的飲食習慣。因為不良的飲食習慣導致肥胖，結果血壓上升。有些肥胖者只要消除肥胖，就能使血壓下降。因此，首先要重新檢討會造成肥胖的飲食習慣。

肥胖的人最常見的飲食習慣就是吃點心和消夜。即使不餓，但卻禁不起食物的誘惑，因為嘴饞而吃點心或零食。

零食或點心的種類多不勝數，但幾乎都是高熱量的食物。光是一個包子，就有一五〇大卡的熱量，相當於一小碗飯的熱量。

像餅乾、仙貝等零食，食鹽含量較多，容易使血壓上升，也容易發胖。

⊙消夜所攝取的熱量會直接蓄積在體內

不光是兩餐之間的點心，消夜也會導致肥胖。晚上很晚才吃東西且吃完後立刻睡覺，或晚餐後邊看電視邊吃零食，會使得熱量直接蓄積在體內。

零食會導致肥胖，但是，很多人卻無法戒除吃零食的習慣。即使要他們減少零食的量或食用次數，也幾乎都很難辦到。

總之，家中最好不要囤積零食或泡麵，這樣才能養成杜絕零食的習慣。

memo

零食是高熱量食品

零食中所含的醣類，會當成熱量源使用，但是多餘的熱量則會成為中性脂肪蓄積在體內，引起高血壓。因此，要避免吃太多高熱量食品。一次所吃的各種零食，含有如下表所示的熱量。1碗飯的熱量約為150大卡，藉此就可以知道零食的熱量有多高了。

日式點心

食品名	1次量(g)	熱量(kcal)
銅羅燒	100	284
紅豆餅	100	235
帶餡糕餅	100	222
炸黑糖餅	50	221
仙貝	50	199
栗子小饅頭	60	185
羊羹	60	178
豆餡糯米餅	60	171
甘納豆(小紅豆)	50	148
長型糕點	50	147

西式點心

食品名	1次量(g)	熱量(kcal)
鬆餅	100	344
巧克力餅	100	308
奶油麵包	100	305
牛奶巧克力	50	294
帶餡麵包	100	280
煎餅	100	261
油酥餅	50	233
冰淇淋	100	180
月餅	50	179
蜜餞栗子	50	159
雞蛋布丁	100	126

(資料：科學技術廳資源調查會「五訂日本食品標準成分表」)

❗體重減少五公斤，血壓就會下降五mmHg

肥胖的人與其限制食鹽量，還不如減少體重，反而更具降壓效果。一般而言，體重減少五～十公斤，則收縮壓就會降低十～二十mmHg，而舒張壓會下降五～十mmHg。所以，肥胖的人首先要努力減肥。

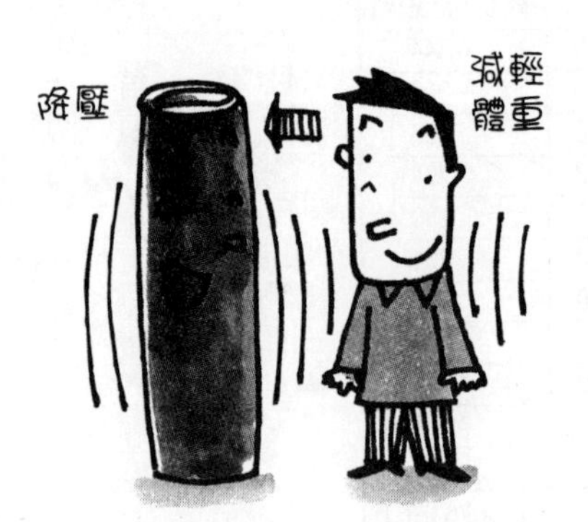

這些飲食習慣會造成肥胖

肥胖的人多半具有以下共通的飲食習慣，一定要矯正不良習慣，才能夠改善肥胖或高血壓。首先要檢討自己的飲食習慣。

日式食品
現在趕時間，待會兒再吃好了！

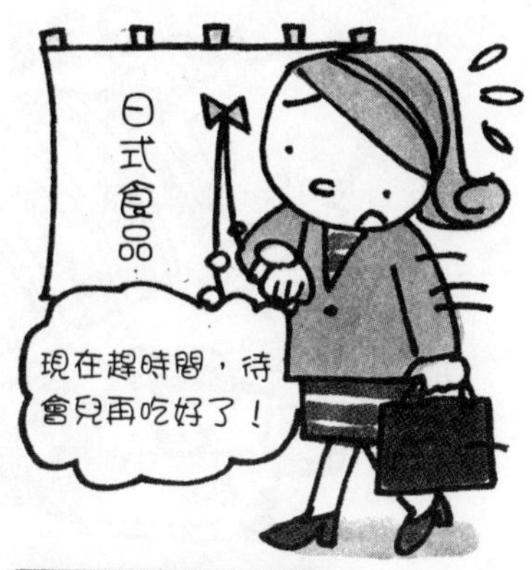

不規律的飲食

每天三餐的時間都不固定，這樣會使飢餓狀態長時間持續。身體為了抵擋空腹時的飢餓，因此，會盡量的吸收食物，結果這些食物就會成為體脂肪而蓄積在體內。

早餐不吃，午餐則拼命的吃

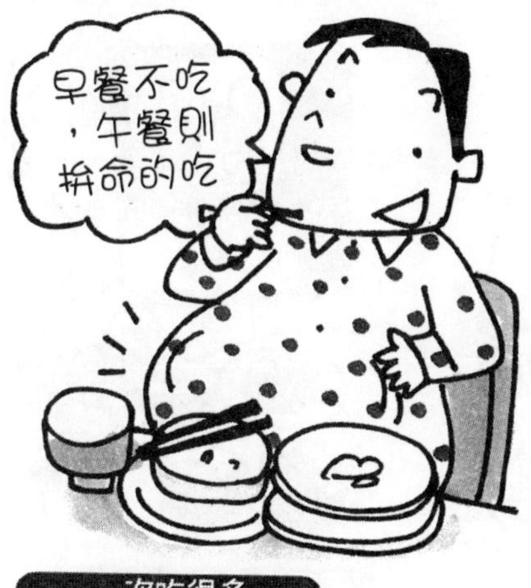

一次吃很多

不吃早餐，午餐吃二餐份，或晚餐很晚才吃，所以午餐吃很多，這樣會使得食物容易被吸收。攝取等量的食物時，最好採用少量多餐的食用方式以防止肥胖。

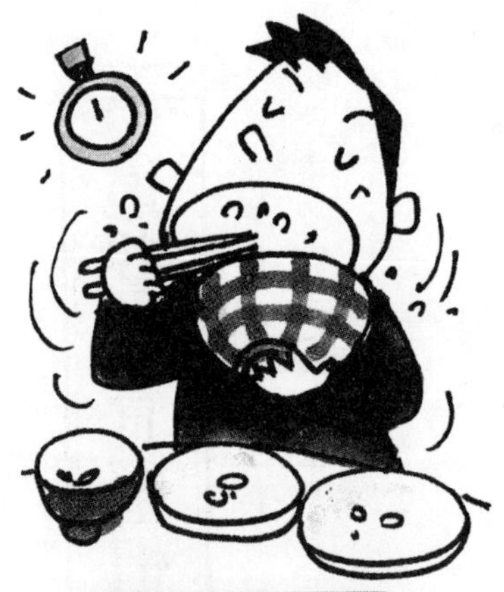

狼吞虎嚥

和他人用餐時，自己總是第一個吃完，這就表示自己吃太快了。這種人容易吃很多東西，因為會感覺飽足的滿腹中樞要等開始用餐經過15～20分鐘後才會發揮作用。因此，在15分鐘內就吃完飯的人，在自己感覺飽足感之前，就已經吃太多了。

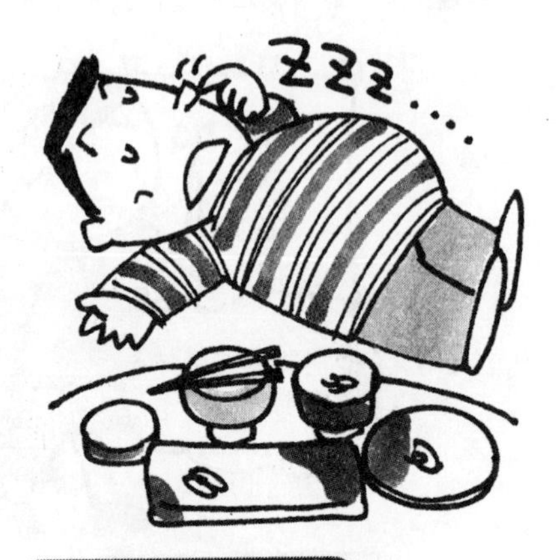

吃完晚餐後立刻睡覺

晚上副交感神經會讓身體休息，貯存營養素，因此，如果很晚才吃晚餐，則食物會成為體脂肪蓄積在體內。吃完東西後立刻睡覺，則食物不會當成熱量消耗掉，而會全部貯藏在體內。

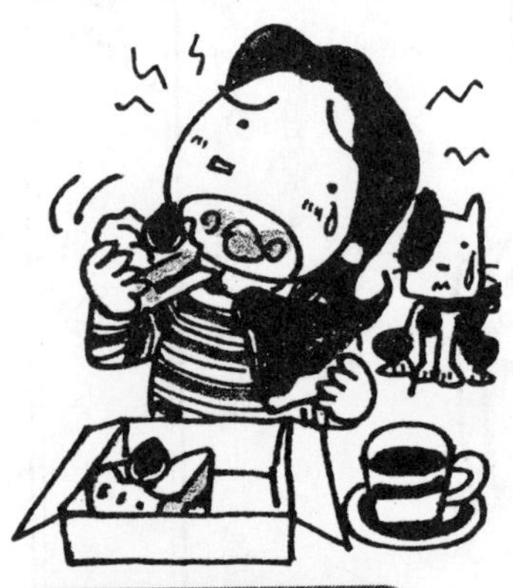

因為壓力而暴飲暴食

很多人會藉著吃東西來紓解壓力。而這時多半會選擇醣類食物。當因為精神壓力或慾求不滿而吃東西時，往往會吃下太多的食物。

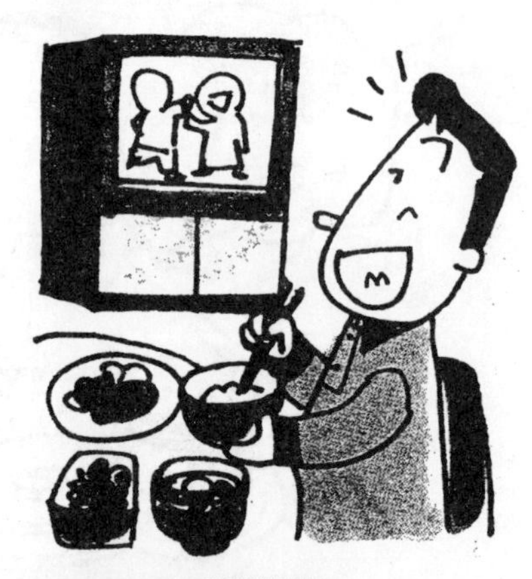

邊看電視邊吃東西

邊看電視邊吃東西，意識集中在飲食以外的事情上，則滿腹中樞無法順利發揮作用，因此，無法得到飽足感而會吃得過多。

少喝果汁或甜飲料

很多人會利用飲料來解渴。但是，喝下二〇〇cc的甜果汁，就會攝取到一小半碗飯的熱量。口渴時，最好選擇無糖飲料。

⊙以飲料代茶飲用的人要注意

食量並不多但卻肥胖，觀察這種人的飲食習慣，會發現經常都是果汁或飲料不離手。

在下班途中會去便利商店，或去公司附近的自動販賣機買飲料喝。一天經常喝二～三瓶，將飲料替代茶水來喝。

⊙口渴時最好喝礦泉水或茶

甜的罐裝咖啡、果汁或碳酸飲料等二〇〇cc中，含有一大匙的砂糖，相當於一小半碗飯的熱量。如果喝了三五〇cc的罐裝飲料或保特瓶飲料，那麼，熱量會增加更多。若當成茶水一天喝好幾瓶的話，那就等於吃下好幾碗飯的熱量，計算起來，的確可怕。

喝太多的果汁或飲料，當然會造成肥胖，使得血壓升高。平常喝的果汁竟然是造成肥胖的元兇，所以，要戒除經常喝飲料的習慣。

口渴時，最好喝礦泉水或茶等不含砂糖的飲料，或是選擇其他無糖的飲料。

此外，也許各位認為一〇〇%的純果汁不含砂糖，不過其中含有果糖，熱量也很高，要注意。

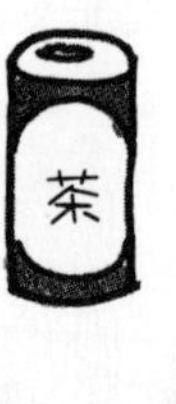

喝茶能夠降血壓嗎？

茶中含有茶的澀味成分兒茶素。具有抑制使血管收縮、引起高血壓的血管緊張素的作用。

使用大鼠進行實驗，讓大鼠喝綠茶、烤茶、烏龍茶等，結果發現確實具有抑制血壓上升的效果。

但是，綠茶或咖啡中所含的咖啡因，也會使血管收縮，促進腎上腺素的分泌，使血壓上升。由此看來，一天只能喝一～二杯綠茶。

memo

光喝烏龍茶會增加熱量的消耗量

「吃完油膩的食物後，最好喝杯烏龍茶」。在中國，認為喝烏龍茶能夠預防肥胖。

德島大學醫學部營養學科的山本茂教授，經由科學實驗，證明「烏龍茶非但沒有熱量，同時還能降低熱量」。

物質燃燒時，會藉著碳和空氣而形成二氧化碳，在這個過程中，就會產生熱量。人類所吃的食物大部分是碳，與經由呼吸而得到的氧產生反應，形成二氧化碳，並以呼氣的方式吐出二氧化碳，在此過程中，就會產生熱量。

山本教授讓接受實驗者戴口罩2小時，收集他們的呼氣，分析其中所含的氧及二氧化碳，計算熱量的消耗量。

結果如圖表所示，如果是水的話，則1杯的熱量消耗量幾乎不變，但是綠茶的話，則為12大卡，烏龍茶則為25大卡。

山本教授說：「理論上，喝1杯烏龍茶可以消耗掉相當於走路10分鐘所消耗的熱量。咖啡因能夠提高熱量的消耗量。這次所使用的綠茶、烏龍茶的咖啡因含量是，綠茶為烏龍茶的2倍以上，所以烏龍茶的效果應該是咖啡因及其他成分所造成的。這次的研究只有短短2小時的時間，不能夠算是非常完美的實驗。美國的研究所則是調查24小時的熱量消耗量。」

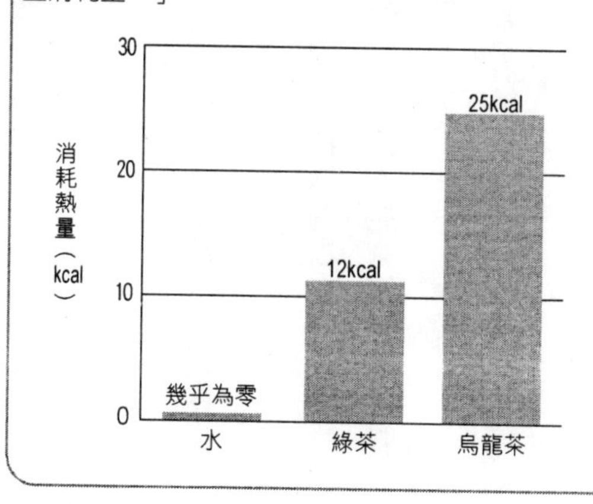

每天攝取鉀含量豐富的蔬菜、水果

想要降血壓，就要去除使血壓上升的原因，同時，促進體內鈉的排泄，這樣效果更好。要積極的攝取對身體有所幫助的蔬菜。

⊙鉀含量豐富的蔬菜具有各種效果

身體不可或缺的礦物質中，鉀能夠促進鈉的排泄。想要保持血壓穩定，就要每餐攝取鉀含量豐富的食品。

海鮮類、海藻類、蔬菜及水果等中含有較多的鉀，尤其要積極的攝取蔬菜和水果。蔬果中含有能夠預防生活習慣病的各種成分。例如，食物纖維能夠抑制消化管吸收膽固醇，而維他命C則能夠幫助鐵質從消化管加以吸收。

此外，青菜中含量較多的葉酸，能改善貧血。不只具有降血壓作用，同時也能夠預防腦中風、心肌梗塞、癌症等各種疾病。

⊙蔬菜吃再多也無害

蔬菜的調理法，除了食鹽含量較多的醃漬菜之外，各種吃法皆可。不加熱即可食用的生菜，具有維他命不會被破壞的優點，而燙青菜等用水燙過的蔬菜，加熱後容量會減少，所以，可以攝取較多的量。

另外，用油調理，具有使脂溶性維他命容易被吸收的特徵，所以不論是燙、炒、炸或果菜汁等，可下點工夫嘗試各種的吃法。

鉀攝取過多，也不會危害身體。要從各種食品中大量攝取。

但是，腎臟病患者則由於鉀會對腎臟造成負擔，所以要遵從醫師的指示。

鉀含量較多的蔬菜（生）	
食　品　名	100g中的鉀含量（mg）
荷蘭芹	1000
百合根	740
款冬	740
菠菜	690
截果豬毛菜	680
切鴨兒芹	640
芋頭	640
高麗菜芯	610
慈姑	600
毛豆	590
明日葉	540
竹筍	520
線鴨兒芹	500
茼蒿	460
羌活	460

（資料：科學技術廳資源調查會「五訂日本食品標準成分表」）

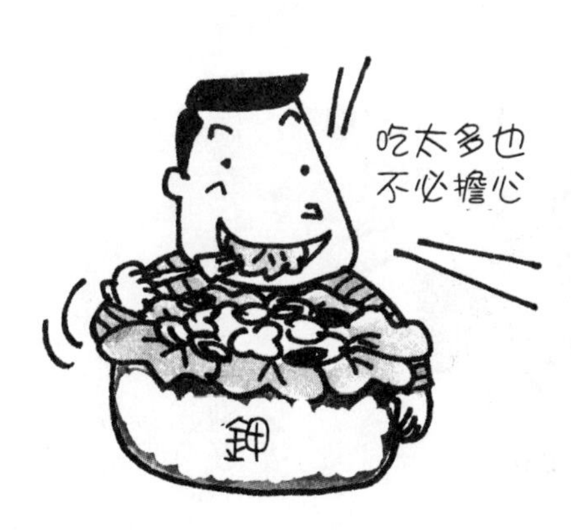

❗蔬菜調理法的重點

●連煮汁一起吃

鉀是水溶性物質，長時間浸泡在水中就會流失。因此，為了去除澀液而將蔬菜浸泡在水中時，則要注意鉀流失的問題。

做成煮菜時，蔬菜成分會溶入煮汁中，為了連煮汁也一起吃，最好採用勾芡的方式。

●不宜煮太久

蔬菜中含量較多的維他命C為水溶性物質，不耐熱，不宜久煮，所以注意不可加熱過度。

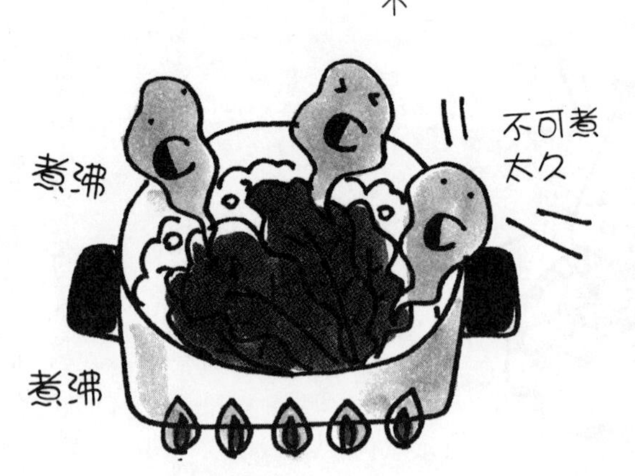

減鹽營養素・鉀含量豐富的食品

鉀能夠去除使血壓上升的要素，要了解哪些食品中含有豐富的鉀。

●海鮮類

魚中含有優質蛋白質，和鉀一起搭配攝取，能夠強化降血壓效果。煮魚的口味清淡一些，連湯汁一起食用最為理想。

另外，小魚或魚乾等加工品也含有豐富的鉀，但是，食鹽的含量較多，最好選擇未含食鹽的魚乾等材料來熬煮高湯，巧妙的攝取海鮮類。

海鮮類	
食品名	100g中的鉀含量(mg)
沙丁魚乾	1600
鱈魚乾	1600
櫻蝦乾	1200
黑背鰛魚乾	1200
魷魚乾	1100
鹹竹筴魚乾	850
潤目鰛魚乾	820
乾小沙丁魚片	790
海鞘	570
赤鰤	490
霸魚	490
嘉鱲（養殖）	470
遠東沙腦魚乾	470
大青花魚	440
比目魚	440
斑節蝦	430
旗魚	430
鯡魚乾	430
小金槍魚	410
佃煮柴魚片	410
鱈魚	350
佃煮糠蝦	350
生海膽	340
毛蟹	340
油魚	320
烏賊	230

●海藻類

海藻類是鉀含量最多的食品。熱量低，含有豐富的食物纖維，可利用各種調理法來攝取。

●肉類

肉類中鉀的含量不像海鮮類那麼多，但仍然含有鉀。膽固醇值較高的人或肥胖的人，最好吃脂肪較少的部分。

海藻類	
食品名	100g中的鉀含量(mg)
海帶絲	8200
海帶乾	5300
海帶芽乾	5200
海帶片	4800
岩紫菜乾	4500
羊栖菜乾	4400
黑海帶乾	3200
海萵苣乾	3200
石花菜乾	3100
甘紫菜乾	3100
調味海苔	2700
烤海苔	2400

肉類	
食品名	100g中的鉀含量(mg)
豬・新鮮火腿(長期成熟)	480
去皮嫩雞胸肉	420
豬里肌瘦肉	410
鴨肉	400
豬・香腸	370
豬腿瘦肉	370
牛外腿瘦肉	360
小牛牛小排	360
豬肩瘦肉	360
豬脊背瘦肉	360
豬腿瘦肉	360
豬外腿瘦肉	360
帶脂肪豬腿肉	350
牛腿瘦肉	340
牛里肌瘦肉	340
豬・肩瘦肉	340
豬脊背瘦肉	340

●水果類

水果類可以生吃，而且不會因為加熱調理而破壞鉀。但是其中含有果糖，所以不宜多吃。

水　　果　　類	
食　　品　　名	100g中的鉀含量(mg)
酪梨	720
乾柿	670
香蕉	360
溫室哈密瓜	340
奇異果	290
香瓜	280
美國櫻桃	260
石榴	250
日本櫻桃	210
木瓜	210
油桃	210
杏	200
伊予橘	190
金橘	180
草莓	170

表類＝（資料：科學技術廳資源調查會「五訂日本食品標準成分表」）

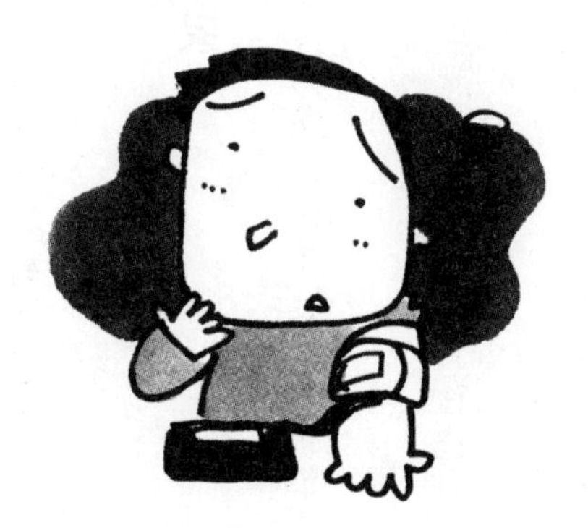

大量攝取有腸內清道夫之稱的食物纖維

食物纖維能夠預防高血壓或動脈硬化，但事實上不容易攝取到。要巧妙攝取能夠清除腸內麻煩製造者的食物纖維。

⊙食物纖維具有改善高血壓並預防動脈硬化等效果

食物纖維是存在於細胞表面及細胞質中的物質，攝取食物纖維後，它不會被消化吸收，而會直接通過腸內。

營養素是由小腸以上的消化器官消化吸收，而食物纖維無法被消化，直接送到大腸，成為糞便排出。

食物成分被食物纖維吸收，一併排泄掉，所以，膽固醇、膽汁酸等消化液的成分，也會被食物纖維吸收、排除。藉此能夠降低血中膽固醇值，預防動脈硬化，防止膽結石。同時，具有促進鈉排泄的作用，因此，能夠預防高血壓。

此外，高血壓的人一旦便秘，則排便時用力，會使得血壓突然上升。對高血壓患者而言，便秘是大敵。多攝取食物纖維，增加便量，使得食物殘渣停留在大腸的時間縮短，就能夠使排便順暢。

⊙一天要攝取二十～二十五公克的食物纖維

國人的食物纖維攝取量一天為十五～十六公克，但是，最近因為缺乏食物纖維而造成大腸癌的人增加了。大部分的情況都是屬於食物纖維不足的狀態。至少一天要攝取二十～二十五公克的食物纖維。

食物纖維含量較多的蔬菜	
食品名	100g中的含量(g)
野薤	21.0
蘿蔔乾	20.7
西洋蔥	11.4
洋薊雷	8.7
辣根	8.2
筆頭菜	8.1
艾草	7.8
青豆	7.7
紫蘇葉	7.3
地膚子	7.1
山蒜	6.9
荷蘭芹	6.8
款冬	6.4
芽蓼	6.3
埃及皇宮菜	5.9
牛蒡	5.7

食物纖維含量較多的海藻、菇類等	
食品名	100g中的含量(g)
洋菜	74.1
羊栖菜（乾）	43.3
香菇（乾）	41.0
綠海苔（乾）	38.5
海苔	31.2
海帶（乾）	27.1
佃煮海帶	6.8
海帶芽（泡過）	5.8
木耳（煮過）	5.2
日本松茸	4.7
毛柄金錢菌	3.9
糙皮側耳菌	3.8
香菇	3.5
玉蕈	3.5
多瓣奇果菌	2.7
光蓋庫恩菇菌（水煮罐頭）	2.5

（資料：科學技術廳資源調查會「五訂日本食品標準成分表」）

❗高明攝取食物纖維的方法

想要高明的攝取食物纖維，就要有效的攝取食物纖維含量豐富的食品，而且種類越多越好。

一天要攝取二十公克的食物纖維，如果

包括蔬菜來攝取，則番茄要吃二十～三十個、小黃瓜要吃二十條，不僅要吃這麼多，而且不見得每種蔬菜都含有豐富的食物纖維，有些蔬菜的食物纖維含量較少。

蔬菜中，食物纖維含量較多的則是蘿蔔乾、牛蒡等。

蔬菜與其生食，還不如加熱，這樣比較能夠攝取到更多的量。因此，最好採用炒、煮等加熱的調理法。

食物纖維含量豐富的食品

食物纖維含量豐富的食品就是海藻和菇類。羊栖菜、香菇、海帶芽等，可以利用各種的調理方式積極的攝取。主食的飯中加入食物纖維含量為其 4 倍的糙米，則藉由主食也可以充分攝取到食物纖維。此外，像菜豆、豌豆、大豆等，幾乎所有的豆類都富含食物纖維。大豆做成豆腐，會喪失食物纖維，不過，豆腐渣則是食物纖維的寶庫。

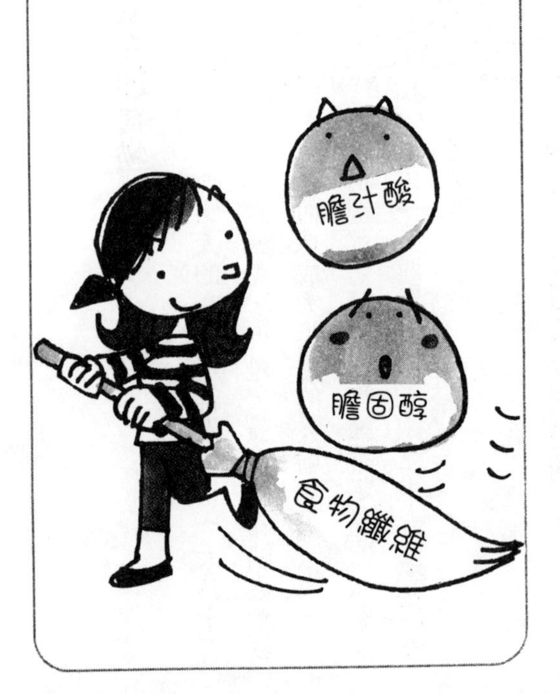

每天都要攝取豆腐、納豆等大豆製品

大豆有「菜園牛肉」之稱，是低熱量的健康食品。同時也具有降血壓作用。口味淡一些，更能引出素材的風味，所以最適合高血壓患者食用。

⊙大豆中所含的亞油酸能使血壓保持穩定

由大豆做成的食物，包括豆腐、油豆腐、納豆、豆腐皮等，是國人常用的傳統素材。大豆中含有使血壓保持穩定的亞油酸。此外，也含有能夠排泄納的鉀，以及改善貧血的鐵質等。而且含有豐富的蛋白質，有「菜園牛肉」之稱。

高血壓患者一旦缺少蛋白質，就會提高腦血管障礙的罹患率。攝取足夠的蛋白質，能夠強化血管，保護身體免於血管障礙之害。此外，蛋白質中所含的牛磺酸成分，也具有降血壓作用。

⊙肉類攝取過多會促進動脈硬化

除了大豆之外，蛋白質含量豐富的食品，還包括肉、魚及乳製品等。這些食品雖然含有優質蛋白質，但是，也含有動物性脂肪，攝取過多，會促進動脈硬化。

當然，攝取動物性蛋白質很重要，但是，仍然要以大豆製品中所含的植物性蛋白質為主。

大豆在食品中，是低熱量、高蛋白質健康食品的代表。最近發現它具有類似女性激素的作用，同時具有預防前列腺癌的效果。

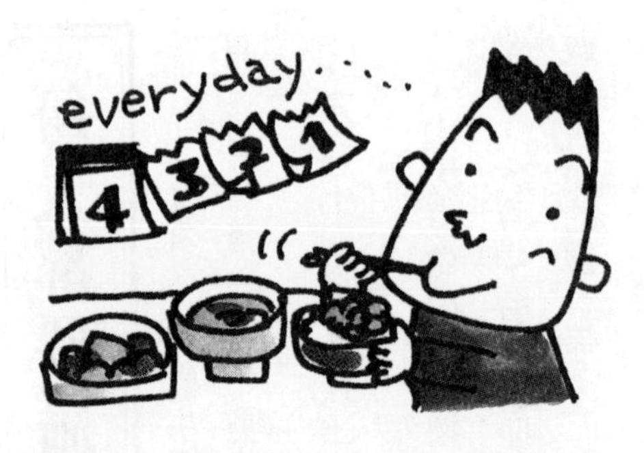

豆類或豆腐等豆類製品中含有大量的蛋白質

蛋白質含量較多的豆類及豆類製品	
食　品　名	100g中的蛋白質(g)
凍豆腐	49.4
黃豆粉	35.5
蠶豆	24.7
鹹豌豆	23.3
炸豌豆	20.8
油豆腐皮	18.6
豆味噌	17.2
磨碎納豆	16.6
拉絲納豆	16.5
煮大豆	16.0
油炸豆腐	15.3
葡萄豆	14.1
毛豆	11.7
油豆腐塊	10.7
糖煮蠶豆	7.9

表類＝（資料：科學技術廳資源調查會「五訂日本食品標準成分表」）

和蔬菜同樣的，每天吃大豆對身體無害，最好每餐都攝取。

各種豆腐中所含的蛋白質

大豆製品一〇〇公克中所含的蛋白質及熱量的量如左上表所示。

煮大豆中所含的營養成分

煮過的大豆一〇〇毫克中，含有如左下表的營養成分。大豆堪稱是健康食品的代表。

食品名	蛋白質(g)	熱量(kcal)
傳統豆腐	6.6	72
嫩豆腐	4.9	56
煎豆腐	7.8	88
油豆腐皮	18.6	386
凍豆腐	49.4	529
納豆	16.5	200

熱量	180kcal
蛋白質	16.0g
脂質	9.0g
鈣	70mg
鐵	2.0mg
維他命 B_1	0.22mg
食物纖維	7.0g

能夠強化血管、蛋白質含量豐富的食品

高血壓患者一旦缺乏蛋白質，會使血管脆弱，容易引起腦血管障礙。當然，也不宜攝取太多。一定要均衡的攝取，避免蛋白質缺乏。

●肉類

肉類中含有優質蛋白質，但同時也含有動物性脂肪，因此有人擔心會引起動脈硬化。可以選擇脂肪較少的部位或去皮的雞肉來使用。

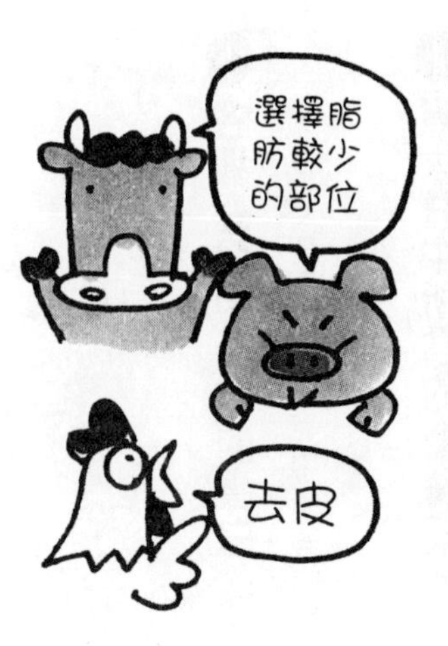

肉類	
食品名	100g中的蛋白質(g)
醃燻豬肝	29.6
豬・新鮮火腿(長期成熟)	25.7
豬・香腸(乾燥)	25.4
雞胸肉	24.6
鴨肉	23.6
山雞	23.0
豬里肌瘦肉	22.8
去皮雞胸	22.3
豬腿瘦肉	22.1
去脂肪豬腿肉	21.5
去脂肪豬脊背肉	21.1
豬肝	20.4
去脂肪牛腿肉	19.8
去脂肪豬肩肉	19.7
牛肝	19.6
帶皮雞胸	19.5
牛里肌肉	19.1
去脂肪羔羊腿肉	19.0
去脂肪牛肩肉	18.3
去脂肪牛肩脊背肉	14.0
去脂肪牛小排	13.2

●海鮮類

鮪魚或鰹魚等紅肉魚，含有大量的優質蛋白質。

此外，魚中含有EPA（二十碳五烯酸）及DHA（二十二碳六烯酸）等能夠預防動脈的不飽和脂肪酸。與肉類相比，魚類的氨基酸含量均衡。如果以鹽烤方式調理，則只要使用些許的鹽。若做成生魚片，則只要沾少量的醬油食用即可。在調理法上下工夫，巧妙的減鹽，就能攝取到足夠的蛋白質。

海鮮類	
食品名	100g中的蛋白質(g)
黑鮪魚	26.4
鰹魚	25.8
旗魚	23.1
牛尾魚	22.5
鮭魚	21.7
斑節蝦	21.6
鰤魚	21.4
赤鰤	21.0
飛魚	21.0
龍蝦	20.9
虹鱒	20.8
鯖魚	20.7
黑鮪魚脂肪	20.1
霸魚	20.1
鱸魚	19.8
針魚	19.6
秋刀魚	18.5
干貝	17.9

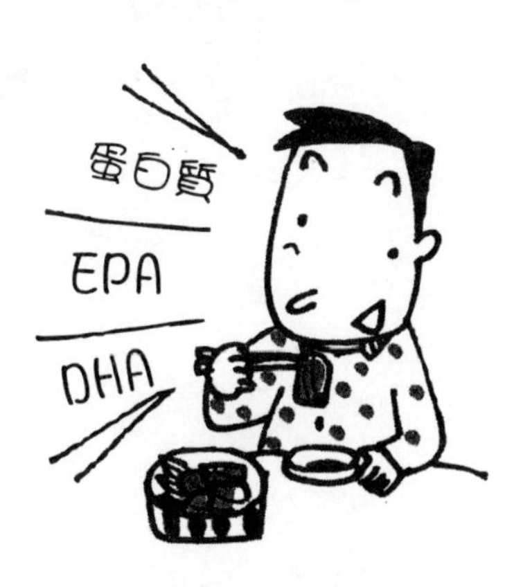

●其他食品

乳製品及蛋中也含有豐富的蛋白質。但攝取太多的蛋，會造成膽固醇過剩，而吃太多的乳酪，則會導致食鹽攝取過剩，同時也會攝取太多的脂肪，要注意。

其他食品	
食品名	100g中的蛋白質(g)
巴馬乾酪	44.0
脱脂奶粉	34.0
哥達乾酪	25.8
奇達乾酪	25.7
板麩	25.6
加工乾酪	22.7
卡芒貝爾乾酪	19.1
羊乾酪	18.8
雞蛋・蛋黃	16.5
乾燥蕎麥	14.0
皮蛋	13.7
鬆軟白乾酪	13.3
通心粉・通心麵	13.0
生麩	12.7
鵪鶉蛋・全蛋	12.6
雞蛋・全蛋	12.3

表類＝（資料：科學技術廳資源調查會「五訂日本食品標準成分表」）

飲酒過量會使血壓上升

飲酒過量，不僅會使血壓上升，同時也會成為腦中風、痛風、肥胖等各種疾病的原因。少量飲酒反而能降血壓，凡事都要適可而止。

⊙飲酒過量會引起腦血管障礙

適量飲酒，則酒能發揮「百藥之長」的效果。能夠安神、促進血液循環，同時也能夠降血壓。

但是飲酒過量，會使心搏數增加，對心臟造成極大的負擔，使血壓上升。每天喝酒的人，其血壓值與年長十歲、不喝酒的人相同。如果喝酒時再搭配攝取富含食鹽的下酒菜，血壓就更容易上升了。

雖然適量飲酒能夠預防心臟病，但是，卻不利於腦中風。每天喝五四〇cc以上的清酒，則容易引起腦溢血或蛛網膜下出血。

此外，酒是高熱量飲料，容易引起肥胖，而肥胖又會促進動脈硬化。

⊙以清酒為例，一天只能喝一八〇cc

要健康的與酒為伍，就要遵守適量的原則。

但是，對於每晚都會小酌一番的人來說，突然減少酒量是件痛苦的事情。因此，一天喝約三五〇cc清酒的人，最好一週設定二天的休肝日，並且慢慢的增加休肝日。

而服用藥物的高血壓患者，有關酒量的問題，則要與醫師商量。

❗減少晚酌的技巧

首先要製造一個不容易喝到酒的環境。例如，家中或冰箱不要存放酒，也不要事先做好冰塊。要花點工夫遠離酒。用餐前有小酌習慣的人，可先喝點熱茶取代酒，或用餐前桌上不要擺下酒菜，一開始就把主菜端上桌。

❗高血壓患者喝酒後立刻泡澡很危險！

喝酒後血管會擴張，在這種狀態下泡澡，血管會更為擴張，容易引發死亡事故。因此，高血壓患者在飲酒後不可立刻泡澡。

memo

適量的標準

適量是指清酒180cc或啤酒1大瓶、350cc罐裝啤酒2瓶、威士忌雙份1杯，或是1杯半的葡萄酒，若是燒酒的原液，則只能喝7分滿。

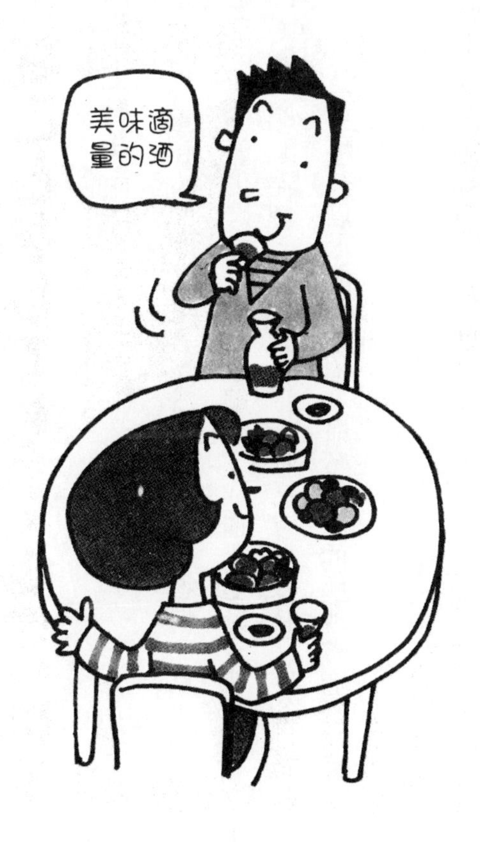

首先要戒菸，這是大原則

吸菸會引起各種疾病，這在目前已經成為一種常識，但仍有很多人戒不了菸。如果實在辦不到，可以參加醫療機構的戒菸課程。

⊙一根菸會使血壓上升十㎜Hg

吸菸百害而無一利，這是眾人皆知的事。然而一旦成為習慣，就不容易戒除。菸中所含的尼古丁和一氧化碳會使血管收縮，造成血壓上升。吸一根菸，收縮壓會上升十～二十㎜Hg。尤其早上一起床就抽菸，血壓會上升為平常的二倍，到達三十～五十㎜Hg。一天抽十根菸以上的老菸槍，血壓升高的狀態會和菸不離手的狀態呈正比，持續存在。

⊙接受指導並利用戒菸輔助品有效戒菸

首先要杜絕抽菸的惡習。如果真的無法戒菸，則與其孤軍奮鬥，還不如求助於醫療機構。在醫院或衛生所等，都有個別指導或健康教室。在此可以經由醫師或護士的指導戒菸。

同時，也可以使用尼古丁口香糖或尼古丁貼片等輔助品，有效的戒菸。

吸菸會使血壓上升，而菸中所含焦油等致癌物質，會引發肺癌、喉癌等危險的疾病。只要想想抽菸會縮短壽命，就能夠提升你戒菸的決心了。

memo

戒菸後要注意體重增加的問題

向來習慣抽菸的人，一旦戒菸後，手上仍想拿點東西，因此會開始吃零食，藉此來打斷想要抽菸的意念。此外，因為戒菸而覺得食物美味可口，所以會暴飲暴食。因為戒菸而變得肥胖的情形屢見不鮮。一旦戒菸成功，就要積極的活動身體，遏止隨時都想要吃東西的慾望。

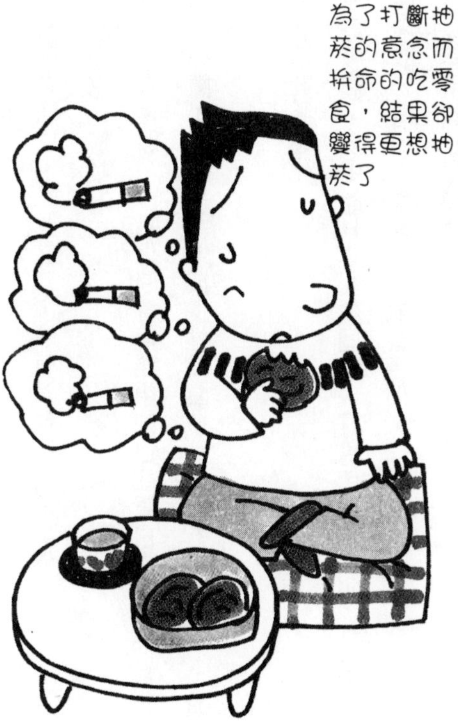

❗菸的其他害處

吸菸會使血壓上升，容易罹患癌症。除此之外，還有其他不良的影響。

●容易罹患狹心症、心肌梗塞、腦梗塞

抽菸會使體內吸收大量的一氧化碳。一氧化碳會使血中的血紅蛋白運送氧的能力降低。結果，氧無法送達身體各處，心臟和腦的細胞形成慢性缺氧狀態，就容易引起狹心症、心肌梗塞及腦梗塞。

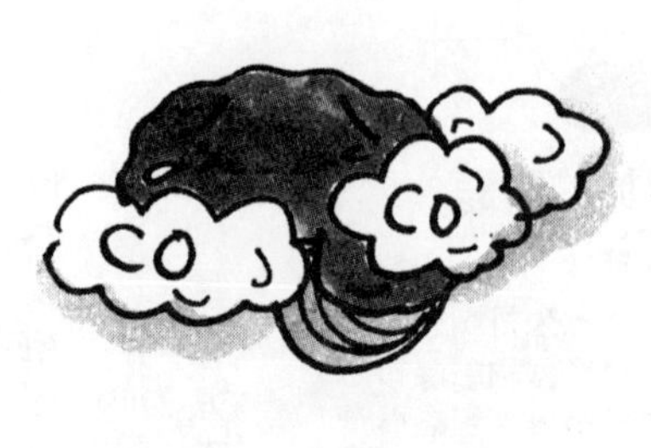

●促進動脈硬化

一旦吸菸，血中的HDL膽固醇（好膽固醇）減少，LDL膽固醇（壞膽固醇）增加，就會促進動脈硬化。

●容易引起粉瘤硬化

吸菸會使血中的游離脂肪酸增加，造成血小板附著於血管壁，結果就容易引起動脈硬化之一的粉瘤硬化。

每天快步走三十分鐘以上

為了改善高血壓，運動很重要的。運動不需要到健身房或進行特別的運動。只要在每天的生活中納入「快步走」的輕鬆運動即可。

⊙能夠輕鬆進行的緩和運動

為了控制血壓，運動是不可或缺的。習慣性進行運動，具有降血壓的效果。但是，高血壓患者如果突然做劇烈的運動，反而會使血壓更為上升。

全速快跑一〇〇公尺或舉重等，必須要停止呼吸進行的運動，會使血壓急速上升，不適合高血壓的人來進行。而能夠一邊聊天一邊進行的運動較為合適。

符合這種步調的運動，包括步行、游泳、輕鬆的慢跑等。

最好養成每天運動的習慣。很多人因為工作忙碌而沒有時間運動。如果一心在意自己非運動不可，那麼，運動反而無法持之以恒。最好採用將運動納入日常生活中的方法，輕鬆的進行運動。

⊙上班途中提早一站下車步行的簡單方法

「走路」是能夠輕鬆持續進行的運動。但是，只利用週休二日來集中進行運動是無效的，應該要每天多走一點路。不必特別抽空來走路，只要在上班途中提早一站下車走路，或多走一點路到較遠的地方去購物，亦即毫不勉強的將步行納入生活中，就能夠奏效。

memo

有效的步行

每天花30分鐘以上的時間，進行稍微出汗程度的快步行走是最為理想的。採用表中40～60%的運動強度較為適當。

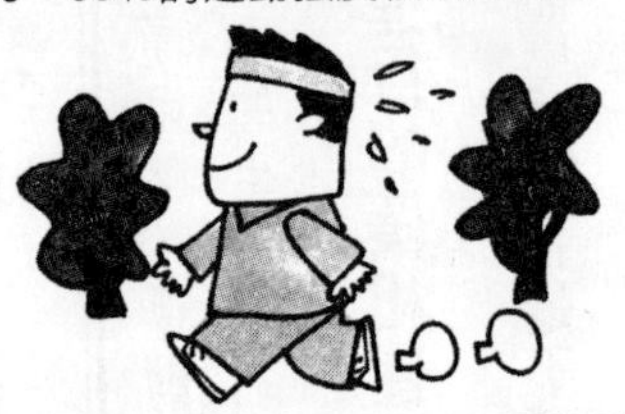

自覺運動強度的掌握方式與標準

強度的比例	強度的感覺方式	1分鐘內的心搏數 60歲層	50歲層	40歲層	30歲層	20歲層	其他感覺
80	劇烈	135	145	150	160	165	無法持之以恒，口渴，只能繼續努力
70	稍微困難	125	135	140	145	150	不知道能持續到何種地步而感覺不安、緊張、流汗
60	稍微輕鬆	120	125	130	135	135	有充實感，能持之以恒、流汗
50	很輕鬆	110	110	115	120	125	擔心流汗、姿勢的問題，感覺運動不足
40	非常輕鬆	100	100	105	110	110	能夠輕鬆的運動，感覺運動不足
30	最棒的輕鬆	90	90	95	95	95	認為活動比坐在原地不動更輕鬆
20	與坐著時相同	80	80	75	75	75	安靜

要確保一天步行三十分鐘以上的時間，而能夠輕微流汗的程度，才是適量的運動。

散步不

容易流汗，應該要抬頭挺胸，大幅度擺盪手臂快步的行走。

❗高血壓患者在運動前要和醫師商量

高血壓患者的運動，在種類、時間、強度方面各有不同。有的人因為出現併發症而不能運動。想要運動時，則事前要與醫師商量，確認自己能夠進行的運動項目。

❗運動前後的注意點

運動前後，要留意以下的事項：

- 身體狀況不良時勿勉強運動。
- 運動前要先做準備運動。
- 運動後勿立刻泡澡或喝酒。
- 肌肉、關節病或呼吸困難時，要馬上中止運動。

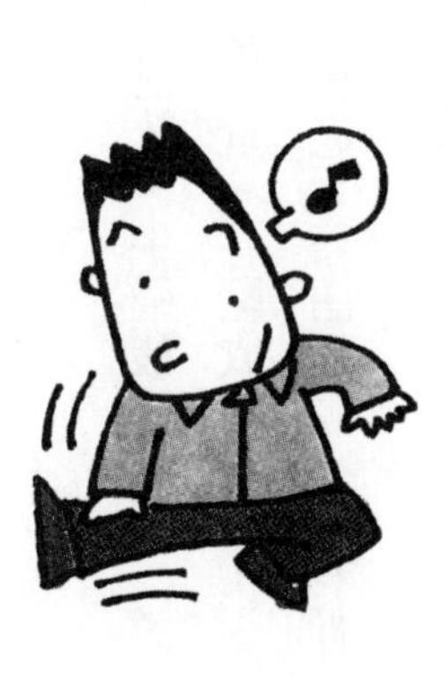

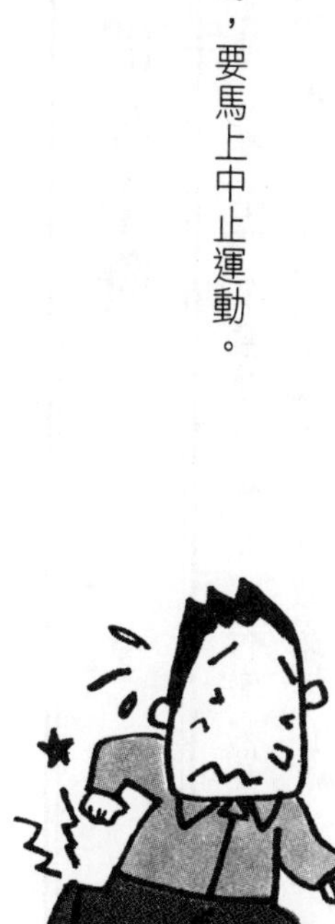

適度的運動能使血壓下降

養成適度的運動習慣，能使血壓下降。當然，驟然進行激烈的運動會使血壓上升，絕對要避免，但是，適度的運動則具有降壓效果。

⊙使體內具有降壓作用的物質增加

持續進行適度的運動，會增加體內具有降壓作用的多巴胺、牛磺酸等物質。這些物質能使尿量增加，減少血漿（血液的液體成分）與心搏量（心臟收縮一次所送出的血量），藉此使得循環血量減少，就能使血壓下降。總之，藉由運動，能夠促進體內製造出具有如降壓劑效果的物質。

⊙使體內具有升壓作用的物質減少

運動之後，具有血壓上升作用的腎上腺素等物質會減少，末梢神經的阻力一旦減少，就能防止血壓升高。同時，血液的黏稠度降低，血液容易流動，就能減低加諸於血管壁的壓力。

利用適度的運動控制血壓

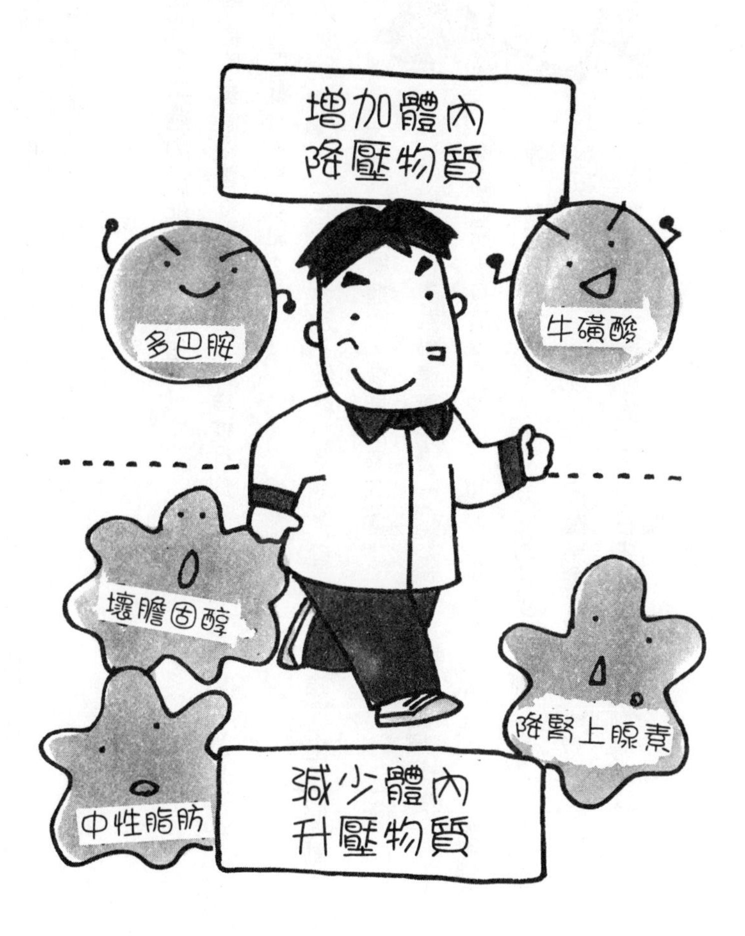

運動時，血中的LDL膽固醇（壞膽固醇）和中性脂肪會減少，HDL（好膽固醇）會增加，藉此就能夠預防動脈硬化。

較快的人三週內就能看到效果

最好選擇不會感覺厭倦而能夠長久持續進行的運動。執著於劇烈運動或必須一較長短的運動，容易引起壓力，要避免。

步行、游泳、輕鬆的慢跑等，是簡單且強度不高的運動，只要養成習慣，持續進行，就能改善血壓。

WHO認為舒張壓未及一〇〇㎜Hg、收縮壓未超過一八〇㎜Hg為輕度高血壓。只要進行適度的運動，則較快的人在一～三週內就能改善血壓。持續進行三十～四十五分鐘的快步走，則半數的人在四週內收縮壓可以降低二十㎜Hg以上，舒張壓則會降低十㎜Hg以上。

要養成每天運動的習慣，在生活中努力活動身體。

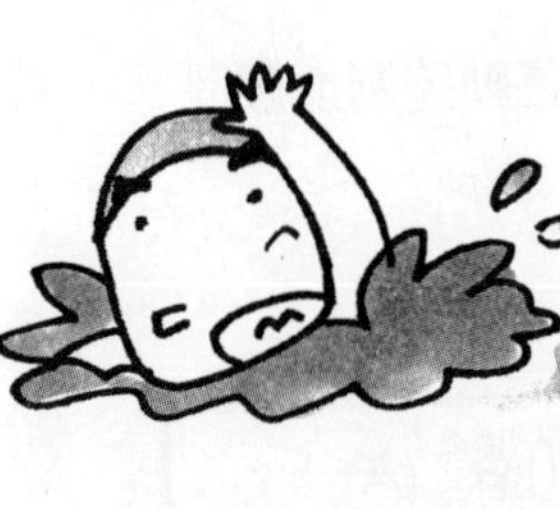

利用樓梯使運動富於變化

與其長期間持續進行一成不變的運動，倒不如進行富於變化的運動較有效。重點是爬樓梯。以樓梯取代升降梯或電扶梯來提高運動強度。

⊙平地加上樓梯可以提高運動量

長期間持續運動，逐漸恢復體力，以往的運動強度已嫌不足。一旦養成走路的習慣，就要提高運動強度。

但是，突然從「走路」變成「跑步」，那會驟然增加二倍以上的負荷，所以不宜這麼做。秘訣是只要稍微增加一些強度即可。

不需要特別挑選時間或場所等。只要在走路運動的途中加入爬樓梯的動作就足夠了。

藉由上下樓梯，可以提高運動強度。在公司、車站、百貨公司及公共設施等，盡量以樓梯取代升降梯或電扶梯。

⊙爬樓梯能使運動強度提高三十%

爬樓梯比快步走能夠增加三十%的運動量。經常搭配使用樓梯，就能夠強化運動量。

慢慢強化運動

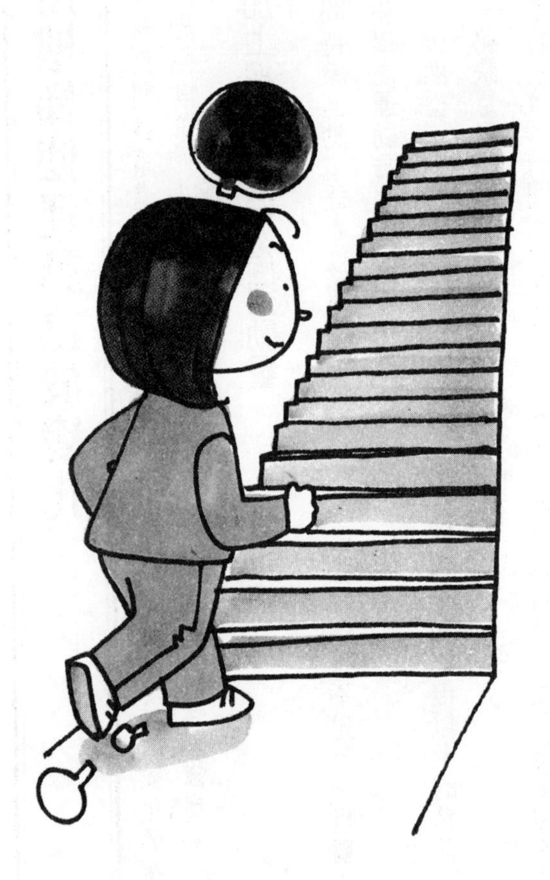

首先養成走路的習慣，然後
再慢慢進入上下樓梯的階段

感覺有些吃力時，可以慢慢爬樓梯以調整強度。下樓梯時，為避免對肌肉和關節造成負擔，需要小心謹慎。

很難挪出時間運動的人，可以在上班途中利用車站的樓梯來運動，務必要積極的活用樓梯。

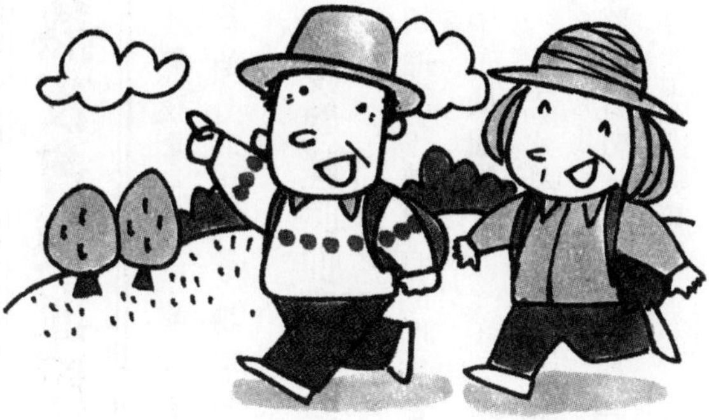

雙層巴士的車掌比駕駛更不容易罹患心肌梗塞

根據調查顯示，雙層巴士的車掌比駕駛更不容易罹患心肌梗塞。報告中指出，因為車掌經常在車內上下樓梯，活動量比駕駛更多，所以不容易罹患心肌梗塞。

高齡者也需要運動

平均年齡七十五歲的高齡者，藉著輕度運動也能夠降低血壓。就算是高齡，也不能完全不運動。進行適合個人的運動，就能夠有效的改善血壓。

熬夜會使血壓上升

熬夜會使睡眠變得較淺，而睡眠不足會使血壓上升。想要改善高血壓，休養是必要條件。擁有規律正常的睡眠原則，才能創造優質的睡眠。

⊙夜晚熟睡時血壓下降

通常，睡著時的血壓比清醒時更低。清醒時自律神經中的交感神經旺盛的發揮作用，使血壓上升，但在睡覺時，副交感神經會減緩心臟的跳動，使血壓下降。

但是，因為熬夜而睡眠較淺時，副交感神經無法順暢發揮作用，所以血壓不易下降。此外，一旦睡眠不足，身心疲勞積存，亦即壓力積存時，血壓就會上升，甚至會造成過勞死。

⊙睡眠不足會使血壓上升

要改善高血壓，那麼，飲食、運動及休養是非常重要的。充分的休養，始於擁有優質的睡眠。

年輕時稍微熬夜，很容易就恢復體力。但四十歲以後，一旦睡眠的規律紊亂，就不易復原。因為熬夜而即使早上睡得很晚，也仍然會覺得睡眠不足。

就算睡眠時間相同，但是，一旦睡眠的規律紊亂，就會引起睡眠不足，同時會使得第二天血壓上升。

memo

熟睡的工夫

睡覺時如果心中有不安或擔心的事情，睡眠就會變得較淺。首先，應該創造一個安靜、容易熟睡的環境。睡前要避免飲酒過度或長時間看電視。如果仍然睡不著，那麼不妨在睡前泡個溫水澡。另外，也可以喝杯熱牛奶、聽一些具有放鬆效果的音樂，使身心得到放鬆。

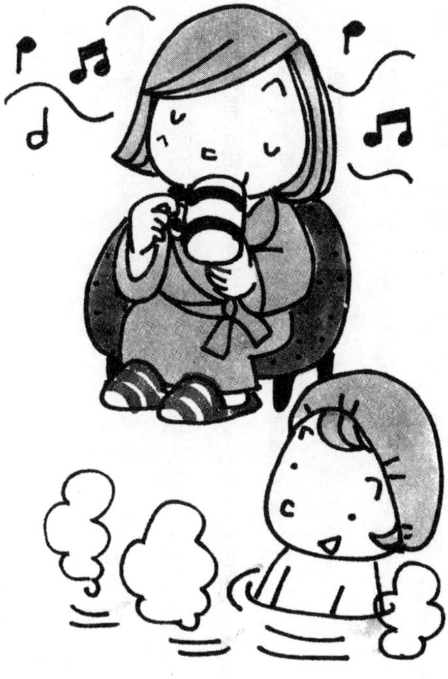

擁有規律的睡眠形態，才能夠得到足夠的休養。晚上十二點以前務必要上床睡覺，否則壓力會殘留到明天。

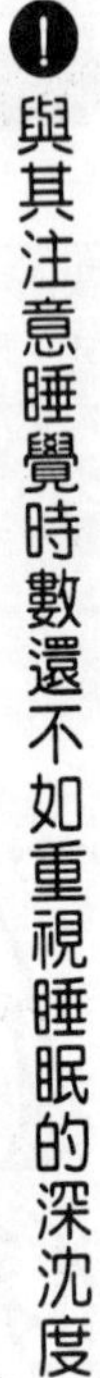

與其注意睡覺時數還不如重視睡眠的深沉度

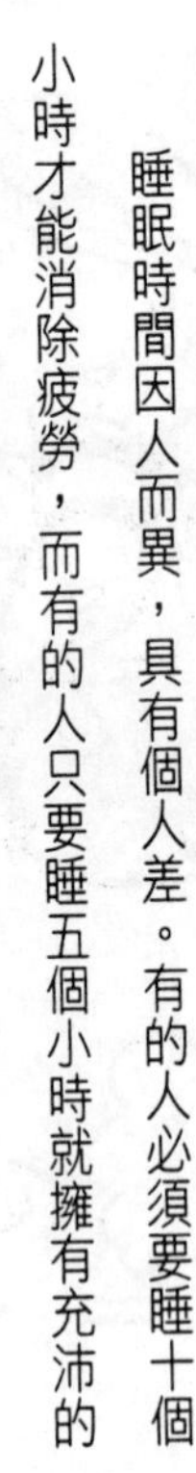

睡眠時間因人而異，具有個人差。有的人必須要睡十個小時才能消除疲勞，而有的人只要睡五個小時就擁有充沛的活力。所以，適當的睡眠時間因人而異。

最重要的不是睡覺時數，而是睡眠的熟度。

即使睡十個小時，但睡眠較淺，中途經常醒來，則第二天醒來仍是頭腦茫然。與其這樣，還不如熟睡五小時，對血壓反而更有幫助。

調整環境取得舒適的睡眠

睡眠中突然開燈或被電話吵醒，會使原本降低的血壓突然上升。因此，調整睡眠環境，避免受到刺激干擾很重要。

重視自然規律就能夠得到優質的睡眠

睡眠具有降壓作用，但是如果無法熟睡，則血壓也無法充分下降。為了取得優質睡眠，首先要了解睡眠的構造。

⊙生物時鐘會調整一天的規律

在我們的腦內有興奮中樞與睡眠中樞這二種製造睡眠的構造。白天清醒時，興奮中樞發揮作用，晚上則為了讓活動的腦得到休息，而由睡眠中樞發揮作用。只要這二個中樞取得平衡，就可以擁有優質的睡眠。

此外，睡眠也和腦內的生物時鐘有密切的關係。人類是配合陽光的規律來調整生物體的規律。太陽下山時，就會分泌褪黑激素，進入睡眠準備；白天則由於太陽的作用，而會抑制褪黑激素的分泌。

早上起床後沐浴在陽光中，白天保持清醒狀態，到了晚上，為了取得睡眠，生物時鐘就會調整一天的規律。一旦忽略生物時鐘所製造出來的規律，過著不規律或晝夜顛倒的生活，就無法得到高品質的睡眠。因此，第二天是否會殘留疲勞或能否

睡眠深度的變動

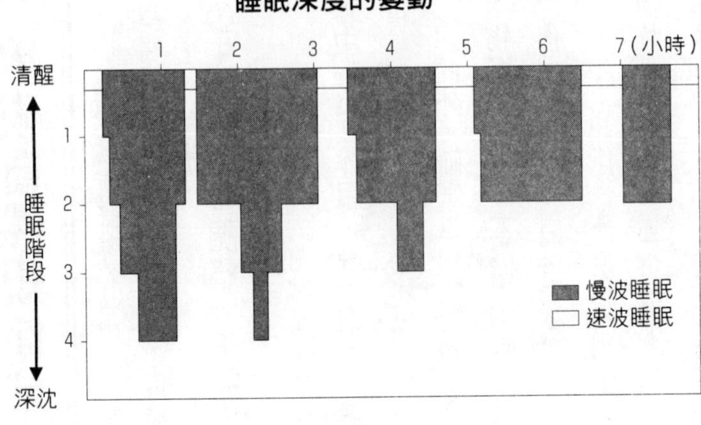

充滿元氣，決定於前一天白天的活動方式。

⊙生物時鐘製做睡眠形態

睡眠的結構是，速波睡眠與慢波睡眠合為一套，直到早上為止，會各以九十分鐘的週期反覆出現幾次。在此規律中，進入睡眠較淺的速波睡眠時，由於腦要做好醒來的準備，因此，很容易就會清醒。如果能在速波睡眠的時間帶起床，那麼就能夠得到熟睡感。

因此，優質睡眠是由配合生物時鐘所製造的規律的睡眠深度、清醒時機和睡眠時間等來決定的。想要神清氣爽的起床，就不要熬夜或午覺時間睡太長。重要的是，要擁有規律反覆進行的良好睡眠狀態。

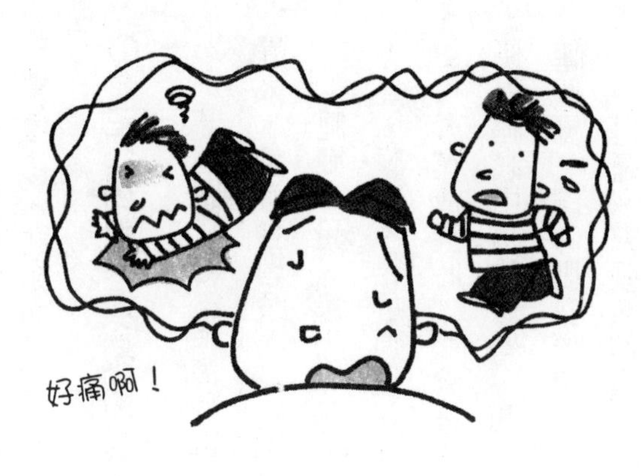

慢性睡眠

與身體的規律相同，睡眠的深度也有規律。睡眠的深度不穩定，會反覆出現深眠與淺眠。

深眠稱為慢波睡眠，腦的活動停止，進入休息的狀態。一般而言，在進入睡眠的二～三小時內，出現較多的慢波睡眠，而在接近清晨時逐漸減少。

速波睡眠

速波睡眠是，身體的肌肉放鬆，身體處於休息的睡眠狀態，但是腦卻是清醒著。在速波睡眠中會做夢。越接近黎明時分，速波睡眠越會增加。

醒來時殘留疲勞感，就表示睡眠不足

熬夜或壓力的蓄積而使睡眠不足時，容易導致血壓上升。早上起來時，感覺倦怠、睡不夠而殘留疲勞感，就表示睡眠不足，應該要修正睡眠規律。

⊙二天殘留一次疲勞感，就表示睡眠不足

早上最好能夠神清氣爽的起床。熬夜、睡眠不足或有壓力積存時，第二天早上醒來，仍會殘留疲勞感，無法充滿活力的度過一天。

睡眠不足、壓力蓄積會造成血壓上升。如果二天出現一次疲勞感，就表示睡眠不足。睡眠不足的原因，包括熬夜、壓力而導致不容易熟睡等。

人在清醒時，腦會旺盛的發揮作用，而一旦疲勞時，則腦內會積存睡眠物質，使得睡眠中樞佔優勢，想要讓疲勞的腦休息。當腦內積存較多的睡眠物質時，最好睡個覺，讓睡眠物質變成零，而能夠神清氣爽的起床。

但是，緊張、興奮或體內規律瓦解時，睡眠物質的增減出現差距，結果第二天依然殘留睡眠物質，醒來時，覺得異常的疲倦。

⊙藉著適度的運動或休閒時光舒適的入睡

不要熬夜，同時要放鬆身心，配合身體規律來入睡。不妨藉著適度的運動和興趣消除壓力，去除疲勞。

如果壓力無法消除，最好去看心理醫師，接受心療內科的診治。此外，因為肥胖而造成睡眠時無呼吸症候群、無法取得足夠睡眠的人，首先要消除肥胖。

memo

理想的入眠與清醒

白天活動使得腦疲勞，腦內的睡眠物質慢慢積存，到達一定量時，就會出現強烈的睡意，想要睡覺。在睡眠的過程中，睡眠物質會逐漸減少，最後變成零。如果能夠配合睡眠物質量的變動而取得睡眠，不論是就寢或醒來，都會覺得很舒服，能夠得到高品質的睡眠。想睡時不能睡覺，而且比預定的時間更早起床，這樣會導致睡眠物質積存，早上醒來時很痛苦。

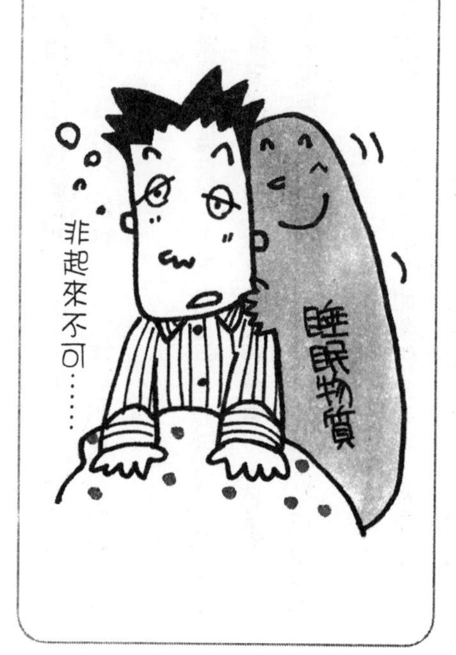

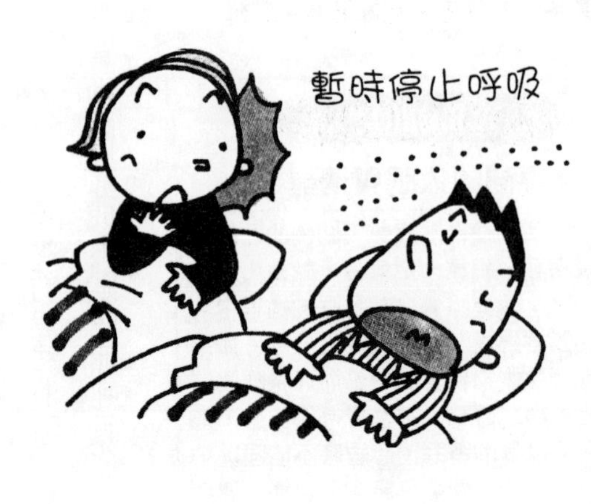

❗睡眠時無呼吸症候群

肥胖者較容易出現，鼾聲大作，睡眠時出現暫時停止呼吸的症狀。

睡眠時無呼吸症候群，是因為肥胖使得頸部周圍附著脂肪、呼吸道狹窄而引起的。睡眠時出現沒有呼吸的狀態，這時就會反覆出現無意識的清醒，結果在真正醒來時殘留疲勞感。

一晚的睡眠（七小時）中，如果停止呼吸十秒鐘以上的情形發生三十次以上，或一小時睡眠中停止呼吸的次數出現五次以上，就可視為是這種疾病。

找出適合自己的壓力消除法

壓力會使血壓升高。持續慢性承受壓力的狀態，容易引起心肌梗塞、腦中風等疾病。要找出適合自己的方法，巧妙的去除壓力。

⊙去除壓力就能降血壓

壓力和血壓有密切的關係。血壓值正常的人，因為緊張或興奮而承受壓力時，血壓會上升。

此外，經常處於承受壓力的狀態下，那麼，上升的血壓就不容易下降了。長時間承受壓力，容易引起心肌梗塞或腦中風。

承受的壓力越強，血壓越容易上升。但只要去除壓力，血壓就能夠恢復為正常值。

現代社會充滿壓力，但即使面對壓力，也要巧妙的紓解壓力，這樣就能預防血壓上升。

⊙消除壓力的方法因人而異

消除壓力的方法因人而異，各有不同。有的人只要早點上床睡覺，取得足夠的休養，就能夠去除壓力。有的人則熱衷於自己喜歡的運動或興趣，或是藉由聊天、唱歌紓解壓力。

memo

壓力所造成的動搖性高血壓

家人遭逢不幸或工作相當繁忙，都會使得血壓急速上升，只要保持靜養，就能使血壓下降。可是一旦承受壓力時，血壓又會上升。像這樣血壓大幅變動的情形，就稱為「動搖性高血壓」。一般而言，動搖性高血壓的收縮壓容易變動，尤其高齡者變動的幅度較大。這在高血壓中算是輕症高血壓。

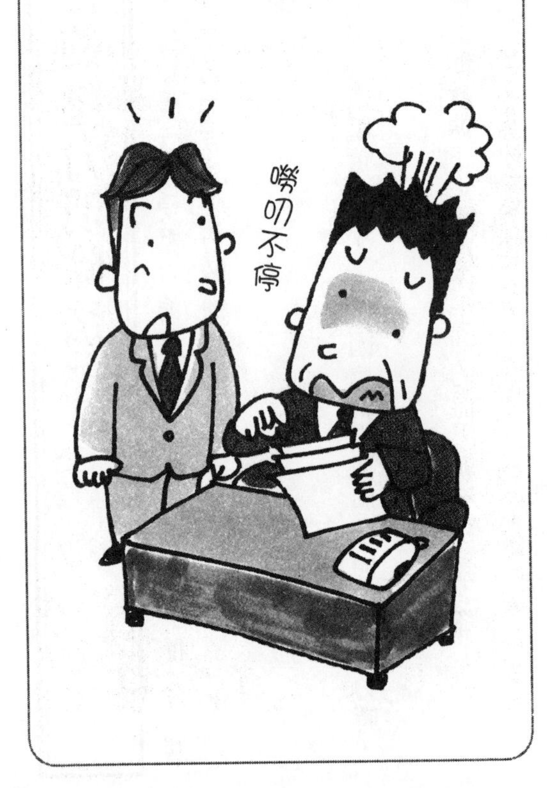

總之，尋找適合自己紓解壓力的方法很重要。如果無法去除壓力，可以去看心理醫師。

此外，個性焦躁的人較不容易承受壓力。但是偶爾也要轉換心情，讓自己放鬆一下。

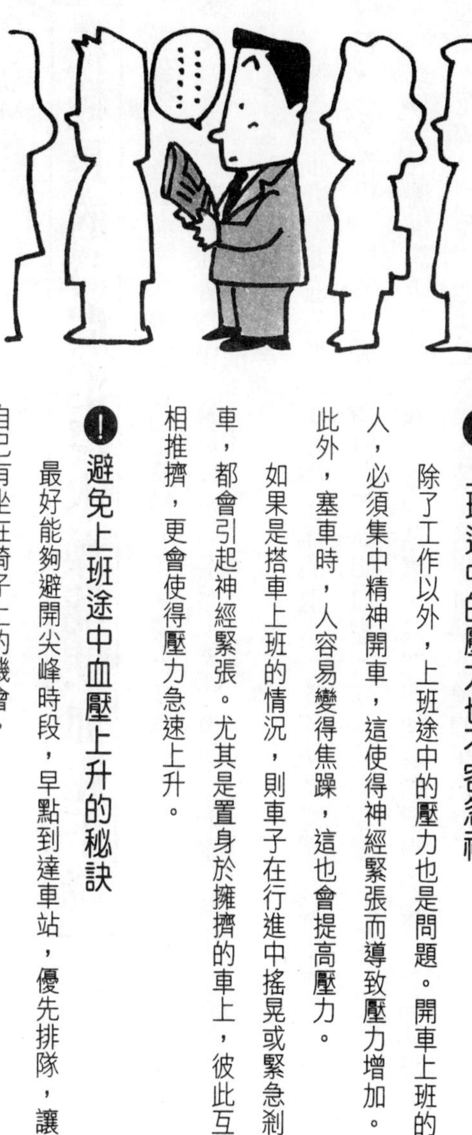

上班途中的壓力也不容忽視

除了工作以外，上班途中的壓力也是問題。開車上班的人，必須集中精神開車，這使得神經緊張而導致壓力增加。此外，塞車時，人容易變得焦躁，這也會提高壓力。

如果是搭車上班的情況，則車子在行進中搖晃或緊急剎車，都會引起神經緊張。尤其是置身於擁擠的車上，彼此互相推擠，更會使得壓力急速上升。

避免上班途中血壓上升的秘訣

最好能夠避開尖峰時段，早點到達車站，優先排隊，讓自己有坐在椅子上的機會。

COLUMN

花較長的時間泡溫水澡能使血壓下降

有些人喜歡泡熱水澡，但為了體貼身體，最好不要這麼做。因為會使交感神經緊張，血管收縮，血壓上升。泡太久的熱水澡，流汗後血中的水分減少，容易生成血栓，引起狹心症或腦中風等。

使用三十九度C左右會產生輕微冒汗的溫水，能夠使副交感神經佔優勢，具有放鬆身心的作用。同時，能夠擴張血管而降血壓。

此外，長時間讓溫暖的血液在體內循環，就能夠使身體變得溫暖，容易熟睡。因此，花較長的時間泡個溫水澡，這才是使血壓下降的秘訣。

冬天泡澡時，要事先保持浴室的溫暖。從溫暖的房間突然步入冰冷的浴室內，容易導致血壓急速上升。

室溫保持在二十度C以上，水溫在四十度C以下，這樣就不會使血壓上升。冬天泡澡時，要事先使更衣室或浴室保持溫暖，並且花較長的時間泡個溫水澡，這是體貼血壓的泡澡方式。

這時要利用藥物加以治療

在何種狀態下需要使用藥物治療

藉著飲食和運動也無法使血壓下降時，就要進行藥物療法。但原則上，在服用藥物的同時，也要持續實行食物療法與運動療法。

⊙利用藥物能使血壓值恢復正常、防止併發症

想要控制血壓或使血壓下降，原則上還是要以食物療法和運動療法為基本。如果沒有出現併發症，首先要注意飲食和運動，努力維持血壓的正常。但是，如果持續幾個月血壓都無法下降，那麼，就只好藉助降壓劑的力量了。

藥物治療是使用具有降壓作用的降壓劑。其目的就是讓血壓值繼續維持正常同時，也能夠預防因為高血壓而引起的動脈硬化或併發症等。

因為進行藥物治療的時間較長，所以，醫師要定期觀察患者的生活習慣、服藥狀態及有無副作用等。

除了需要緊急降血壓的人，以及心血管出現嚴重毛病的人之外，基本上不需要住院，只要看門診即可。

⊙血壓一連數個月無法下降時就要服用降壓劑

通常，具有併發症或疾病的危險性，或持續一段時間收縮壓在一四〇㎜Hg以上、舒張壓在九十㎜Hg以上的狀態下，才會使用降壓劑。

不過，即使沒有危險要因，但收縮壓在一六〇㎜Hg以上、舒張壓在九十五㎜Hg以上時，就要提早使用藥物。

memo

藥物的服用期間為何

雖然改善生活習慣但血壓依然無法下降時，降壓劑要服用十年、甚至二十年的期間。伴隨肥胖的人，只要消除肥胖，就可能會使血壓下降，但是這種例子只佔整體的一、二成。在進行藥物療法的同時，藉著一併實行食物療法與運動療法而使血壓下降，就可以慢慢的減少藥量，最後甚至可能完全不再需要依賴藥物。

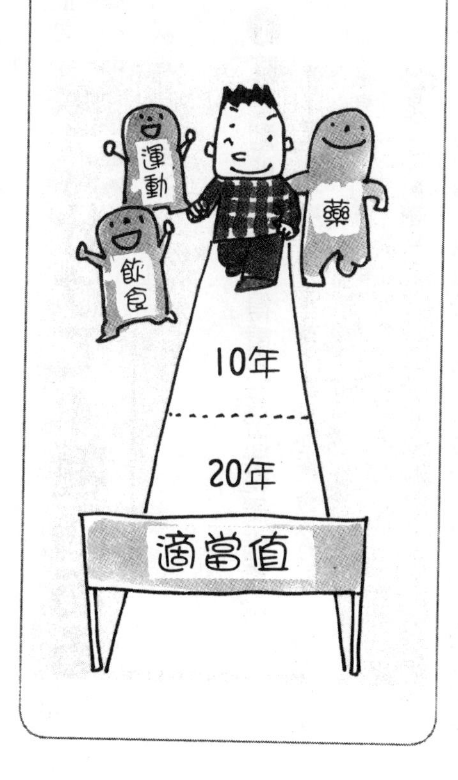

危險要因包括嚴重的高血壓、臟器障礙等。此外，還有肥胖、高血脂症、糖尿病等疾病，以及腦中風或心臟病的家族歷。

要由醫師做綜合的判斷，決定使用藥物的時期。

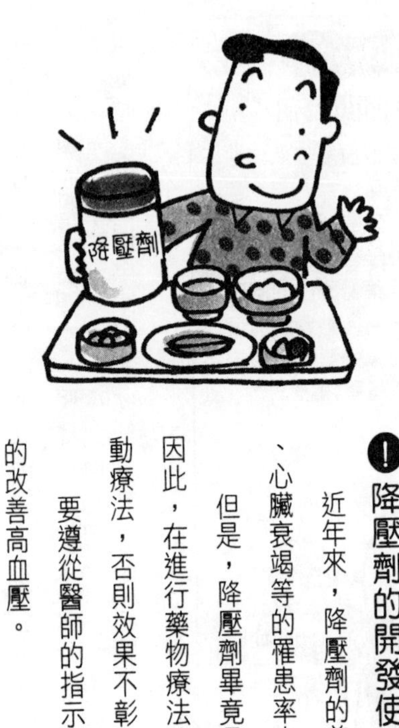

降壓劑的開發使得重症高血壓患者銳減

近年來，降壓劑的普及，使得血壓得以控制，而腦中風、心臟衰竭等的罹患率也大幅減少。

但是，降壓劑畢竟是降血壓的藥物，不能治療高血壓。因此，在進行藥物療法的同時，也要一併實行食物療法和運動療法，否則效果不彰。

要遵從醫師的指示進行藥物療法，而患者本身也要努力的改善高血壓。

降壓劑大致可以分為四種

造成血壓上升的原因有很多，而降壓劑也有各種不同的種類。依年齡、病情等的不同，藥物也各有不同，要遵從醫師的指示來服藥。

降血壓的降壓劑有各種不同的構造，其作用方式也不同。就好像高血壓的原因各不相同般，與其對應的藥物種類也各有不同。

降壓劑大致可以分為「交感神經抑制劑」、「利尿劑」、「血管擴張劑」、「高血壓蛋白原酶、血管緊張素類抑制劑」這四種。

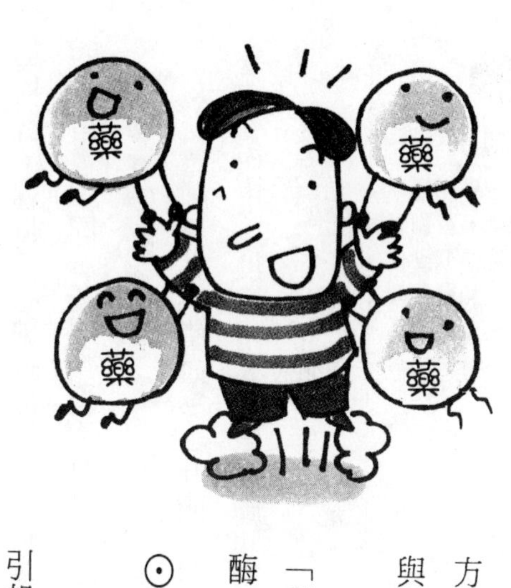

⊙交感神經抑制劑

交感神經能促進心臟功能活絡，使血管收縮引起血壓上升。而能夠阻斷交感神經作用的降血壓物質，就是交感神經抑制劑。依藥物種類的不同，交感神經抑制劑對於交感神經的作用也不同，要視病情而分別使用不同的藥物。

● α阻斷劑

交感神經具有使血壓上升的作用，包括增大送出血液的心臟跳動力、使血壓上升的β作用，以及增大心臟跳動和末梢血管阻力、使血壓上升的α作用二種。

α受體主要分布於血管壁，當交感神經的刺激傳來時，它具有使血管收縮的作

memo

如何處理副作用的問題

關於副作用的問題，醫師會事先加以說明。若感覺不安，要詢問醫師，直到完全了解為止。服用後，如果出現類似副作用的徵兆，就要馬上中止服用，和醫師商量。藥物的副作用因人而異，出現的方式也不同，醫師可以為你更換較不容易出現副作用的藥物。

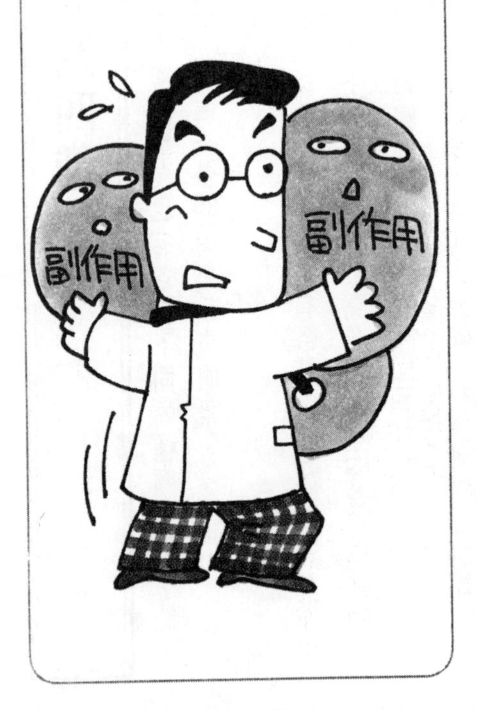

用。而α阻斷劑則能夠抑制α受體的作用，緩和血管的緊張，使末梢血管擴張，降低血壓。

α阻斷劑能夠降低中性脂肪，也具有增加HDL膽固醇（好膽固醇）的作用。因此，伴隨高血脂症或糖尿病的高血壓患者，以及腎功能不良的人都可以使用。

▼副作用：頭暈、起立性眩暈、心悸、昏倒等。除此之外，下肢浮腫，引起牙齦炎。

●β阻斷劑

主要是抑制分布於心臟、使得心跳次數增加，增加心搏量的β受體的作用，使血壓下降。

能夠緩慢的降血壓，使效果長久持續下去。其種類豐富，包括具有擴張血管的藥，以及合併α阻斷作用的αβ阻斷劑等。罹患狹心症等心臟異常的人以及年輕的高血壓症患者，適合使用這一型的藥物。

▼副作用：徐脈心律不整（脈搏跳動次數減少所引起的心律不整）、淤血性心臟衰竭、異型狹心症（會引起冠狀動脈痙攣的心律不整）、支氣管氣喘、慢性支氣管炎等，一旦症狀惡化時，就要中止使用。此外，也會出現失眠、中性脂肪或LD

L膽固醇（壞膽固醇）的上升及HDL膽固醇（好膽固醇）的減少等副作用。

●中樞性交感神經抑制劑

直接作用於交感神經的源頭腦或中樞神經，抑制興奮，使血壓下降。主要是用來治療懷孕時的高血壓。除此之外，幾乎不會使用。

⊙利尿劑

血中的鈉（食鹽的主要成分）量增多時，則血中的水量增加，使得循環體內的

memo

除了降壓劑之外也可以併用其他藥物

高血壓的藥物治療，不光是使用降壓劑，有時也會併用抑制副作用的藥物或其他的藥物。例如因為精神壓力而對於高血壓造成極大的影響時，可以使用抑制精神壓力的鎮定劑。另外，改變生活習慣而依然無法改善高血脂症時，可以使用脂質代謝改善劑等。

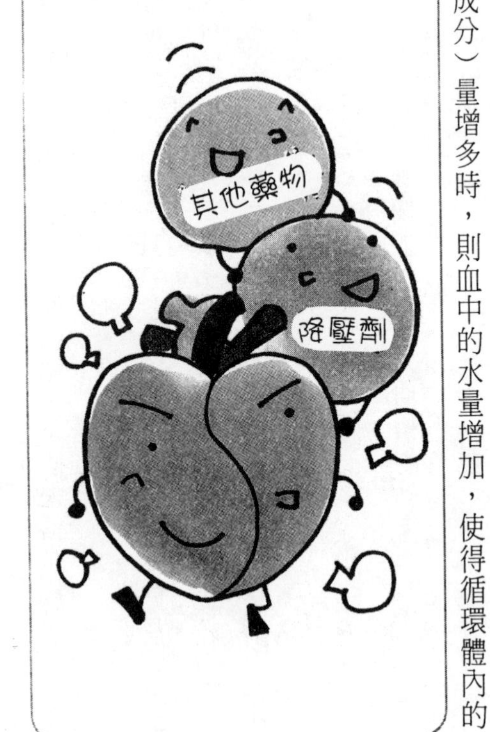

整體血量增加，造成動脈所承受的壓力升高，血壓上升。

利尿劑會對腎臟發揮作用，使得體內多餘的鈉及水分一起排出體外，減少循環於體內的血量，降低血壓。

▼副作用…高血脂症、高血糖、低血鉀症、高尿酸血症等血液的異常。

⊙血管擴張劑

減少末梢神經的阻力，擴張末梢血管，降低血壓。

●鈣拮抗劑

在血管平滑肌細胞內的鈣增加，使得血管收縮，但是，如果封閉鈣流入細胞的途徑，就能發揮降壓作用。降壓效果極高。此外，罹患狹心症、糖尿病、腦溢血、動脈硬化、腎功能障礙的人，可以優先使用這種藥物。目前，利用藥物治療的高血壓症患者中，六十～七十%會使用這種藥物。

▼副作用…頭痛、頭重、顏面發熱、心悸等。

●典型的血管擴張劑（直接的擴張劑）

直接作用於末梢血管，放鬆血管的平滑肌細胞，使血管擴張，降低血壓。目前

memo

服用藥物時的注意點

降壓劑的作用與出現效果的方式因人而異，各有不同。如果感覺效果不彰時，絕對不可任意的增加服用量或服用次數，抑或是中止服藥，或任意的併用其他藥物等。自己的任性，會導致血壓值改變，非常危險。必須遵從醫師的指示來服藥。

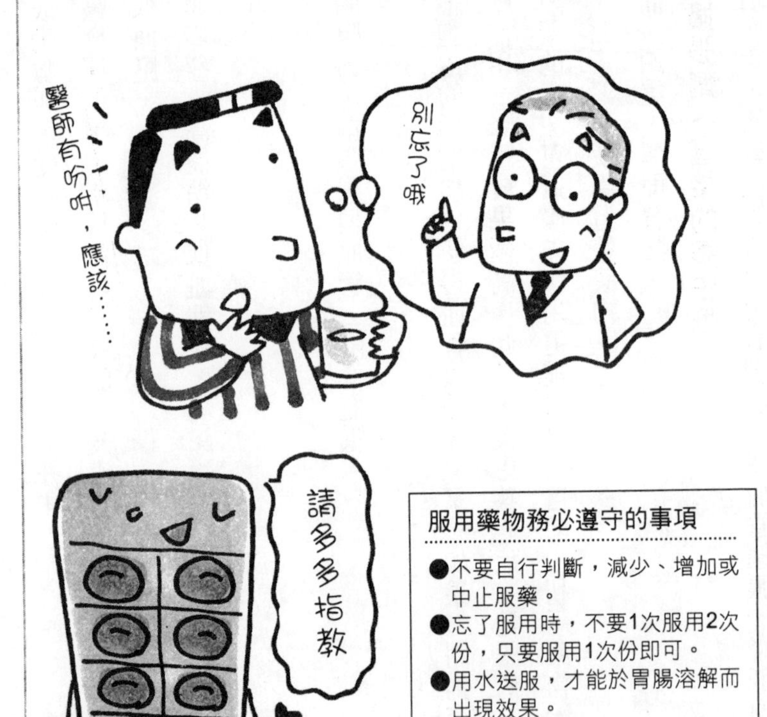

服用藥物務必遵守的事項

- 不要自行判斷，減少、增加或中止服藥。
- 忘了服用時，不要1次服用2次份，只要服用1次份即可。
- 用水送服，才能於胃腸溶解而出現效果。
- 併用市售藥物之前要和醫師商量。

只用於懷孕中的高血壓治療上。

⊙高血壓蛋白原酶、血管緊張素類抑制劑

高血壓蛋白原酶、血管緊張素類抑制劑，包括ＡＣＥ（血管緊張素變換酶）抑制劑，以及血管緊張素Ⅱ拮抗劑（ＡⅡ拮抗劑）二種。

ＡＣＥ抑制劑是不讓使血壓上升的血管緊張素Ⅱ變換成完全形狀的藥物。血管緊張素Ⅱ會使全身末梢動脈收縮，同時會從腎上腺分泌讓鈉蓄積在體內的激素，是讓血壓上升的物質。這個血管緊張素是由肝臟分泌出來的物質藉著酵素的作用變換而來，而抑制這個酵素的作用，就會使血壓下降。

血管緊張素Ⅱ拮抗劑，是防止血管緊張素Ⅱ作用於心臟或血管的藥物。是最近開發出來的藥物，作用效果穩定，副作用較少。

▼副作用：頭痛、頭暈、乾咳等。

❗減少或中止使用藥物後血壓可能急速上升

突然中止服用降壓劑，血壓再度上升時，可能會出現急速上升的現象，這就稱為「降壓

劑中斷症候群」。尤其像β阻斷劑等交感神經抑制劑，如果突然中止服用，則血壓急速上升，可能會引起缺血性心臟疾病或腦中風，非常危險。

服用降壓劑後，不要突然中止服用或長期間忘記服藥。

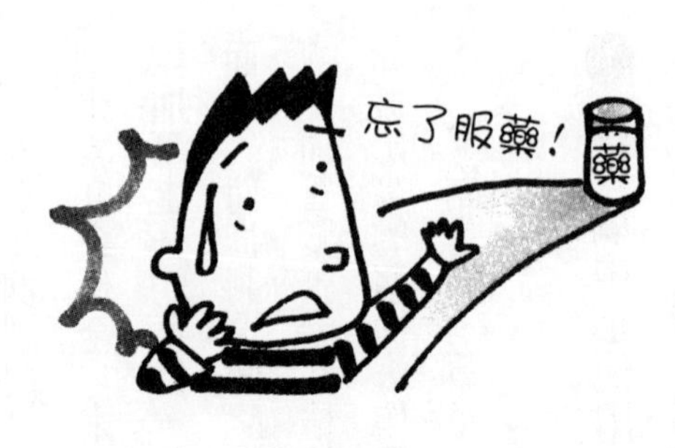

要擁有值得信賴的醫師

需要藥物治療的高血壓，因為要長期治療，所以醫師和患者之間的信賴關係十分重要。醫師要定期檢查患者的病情，控制血壓。

此外，患者感覺不安時，可能會使藥效降低。因此，最好擁有能夠商量的醫師。相同的醫師可以仔細觀察病情的變化，進行適當的處置，而患者也能夠好好的與高血壓相處。

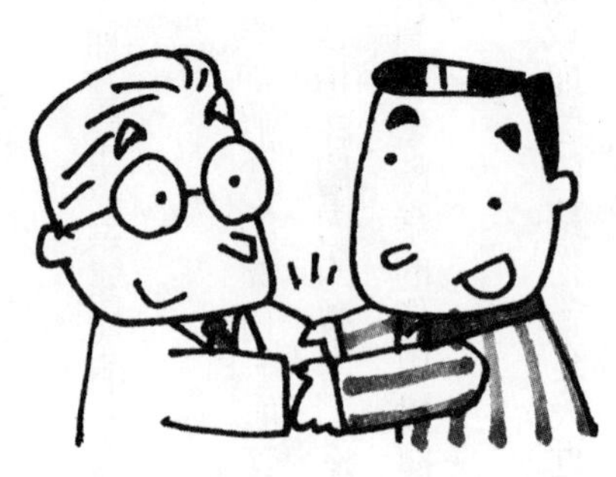

❗避免單獨服用的鈣拮抗劑

國內六十％以上的高血壓患者會服用鈣拮抗劑。但是，在國外，尤其是歐美國家的高血壓患者，服用鈣拮抗劑以後，多半會併發心血管疾病。

不過，目前我國並沒有出現明確的資料，所以並不能確定服用後會使心血管障礙增加。但是，鈣拮抗劑能夠急速的降血壓，因此，會使得交感神經亢進，也容易引起心血管系統障礙，這是事實。

筆者建議，最好不要單獨使用鈣拮抗劑。適合併用的藥物是αβ阻斷劑或ACE抑制劑、血管緊張素受體拮抗劑。尤其服用鈣拮抗劑的人一旦出現心悸、顏面潮紅，更需要採取併用療法。但是，鈣拮抗劑的確具有降血壓的力量，適合當成降壓療法的藥物來使用。

因此，利用鈣拮抗劑好好的降壓，再加上併用藥物，是理想的降壓療法。

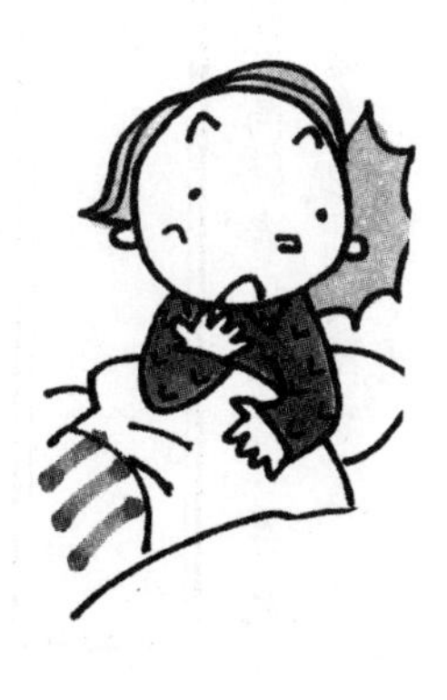

選擇適合自己的降壓劑

降壓劑各自對於輕症、中等症、重症有效，或對於高齡者、女性、年輕人有效，因人而異，有效形態也不同。首先，要找出適合自己的藥物。

⊙根據降壓劑選擇標準由醫師來選擇

心臟、腎臟有毛病的人或者是血液異常的人（高血脂症、高血糖、高尿酸血症等），使用某些藥物後，可能會使病情惡化，或相反的，有些藥物不光對於高血壓有效，對於這些毛病或異常也具有療效。因此，是否罹患高血壓以外的其他疾病，在選擇藥物時是考慮的重點。

降壓劑有適用對象及絕對禁用的對象等各種選擇標準。醫師以此標準為基本，考慮到高血壓患者的年齡、生活方式、併發症、臟器障礙、性格等，而選擇最適合患者的藥物。

⊙找出適合自己的降壓劑很重要

臨床的特徵以及基於併發症來選擇降壓劑的標準

降壓劑有適用對象及絕對禁用對象，因此有選擇降壓劑的標準。醫師以此標準為基本，考慮高血壓患者的年齡、生活方式、併發症、臟器障礙、性格等，選擇最適合患者的藥物。

降壓劑	絕對的適應	可適應	絕對的禁忌	禁忌的可能性
利尿劑	心臟衰竭、高齡者、收縮壓高	糖尿病	痛風	高血脂症、個性好動的男性
β阻斷劑	狹心症、心肌梗塞、頻脈性心律不整	心臟衰竭、懷孕、糖尿病	氣喘及慢性閉塞性肺部疾病、心臟阻滯	高血脂症、運動選手或運動量較多的人
ACE抑制劑	心臟衰竭、左心室機能障礙、心肌梗塞後、糖尿病性肝障礙		懷孕、高血鉀症、兩側腎動脈狹窄	
鈣拮抗劑	狹心症、高齡者、收縮壓高	末梢血管障礙	心臟阻滯	淤血性心臟衰竭
α阻斷劑	前列腺肥大	耐糖力異常、高血脂症		起立性低血壓
血管緊張素Ⅱ拮抗劑	由ACE抑制劑所引起的乾咳	心臟衰竭	懷孕、兩側腎動脈狹窄、高血鉀症	

（資料：J Hypertens 17:169.1999）

一般來說，年輕人多半高血壓蛋白原酶、血管緊張素類亢進，因此，首先使用ACE抑制劑和β阻斷劑。臟器出現障礙的年輕人，可以使用ACE抑制劑，而有心臟病的人，使用β抑制劑等，因人而異，使用的藥物也不同。

個性焦躁、容易蓄積壓力的人，交感神經功能亢進，因此較適合使用β阻斷劑。

高齡者因為高血壓蛋白原酶、血管緊張素類受到抑制，因此，最初要使用鈣拮抗劑或利尿劑。尤其利尿劑，即使一、二天忘記服用，效果也仍然能夠持續，所以適合高齡者使用。

❗降壓劑因效果不同有時可以變更

光靠一種降壓劑很難降血壓時，可以搭配作用不同的降壓劑來使用。具有不同構造的藥物，藉由強化效果，能夠有效的降血壓。同時，各種藥物的使用量只要少許即可，具有較不容易引起副作用的優點。

如果最初選擇的藥物使用一～三個月無效時，可以增加藥量或換藥，抑或是併用其他藥物，可以變更治療法。但是，增加藥量而大量使用一種降壓劑，容易引起副作用的問題。因此，最好變更藥物，或巧妙的組合作用不同的藥物來服用。

降壓劑需要長期服用，所以選擇適合各人的藥物很重要。開始使用降壓劑之後，二週要檢查血壓一次，檢討藥物的有效性，然後持續服用。如果能夠確保血壓在正常值的範圍內，就可以減少藥量，或將二種藥物改為只使用一種，慢慢的減少藥量或藥物。

必須注意副作用問題的高齡者藥物治療

高齡者因為藥物治療而使得血壓變動時，容易產生副作用，需要特別注意。此外，也要考慮藥物治療是否會對日常生活造成妨礙的問題。

⊙高齡者服藥容易使血壓變動，引起副作用

年輕人的高血壓，利用藥物治療不會產生什麼大問題。但高齡者的高血壓，利用藥物治療會使血壓產生大幅度的變動，容易出現副作用，要慎重其事。

高齡者的藥物治療，必須考慮老化所引起的疾病的有無及程度，還有日常生活的狀況等。

根據一九九九年WHO（世界衛生組織）／ISH（國際高血壓學會）的指導方針，建議不論任何年齡，降壓的目標為一四〇／九十㎜Hg，但在日本會考慮年齡問題來進行降壓處置。與一般成人相比，高齡者的目標值略高，為一四四～一六七／六八～八九㎜Hg。

高齡的高血壓患者，較容易出現臟器血流障礙的毛病，所以不要驟然降壓，而

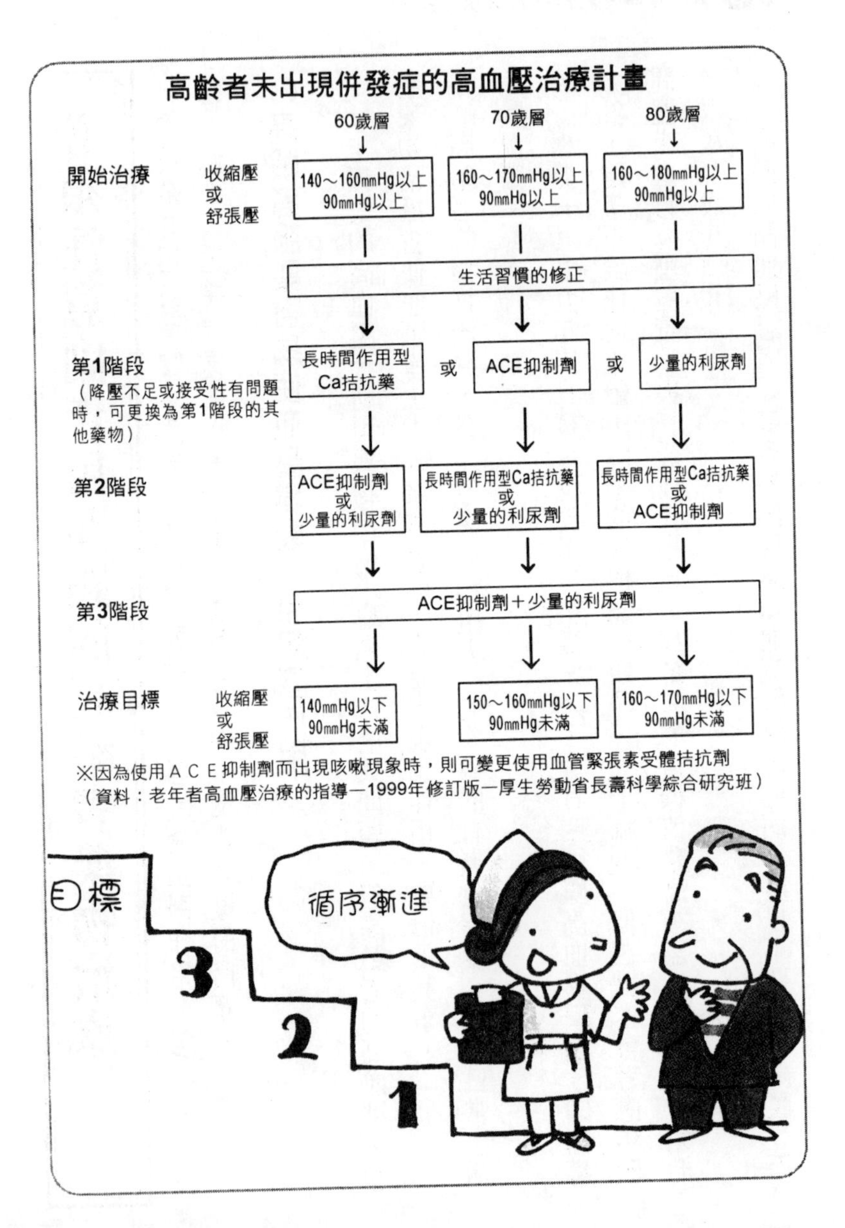

※因為使用ＡＣＥ抑制劑而出現咳嗽現象時，則可變更使用血管緊張素受體拮抗劑
（資料：老年者高血壓治療的指導—1999年修訂版—厚生勞動省長壽科學綜合研究班）

要慢慢的使血壓下降。原則上，先使用作用溫和的藥物。

初期投與的藥量，從普通量二分之一以下的少量開始，四週以後再慢慢增量。最快要花二個月以上的時間，而通常則要花三～六個月的時間才能達到降壓目標值。

高齡者高血壓的降壓目標水準
（沒有併發症時的一般方針）

	60歲層	70歲層	80歲層
治療對象血壓值(㎜ Hg) 收縮壓 舒張壓	≧140～160 ≧90	≧160～170 ≧90	≧160～180 ≧90
降壓目標值(㎜ Hg) 收縮壓 舒張壓	≧140 ＜90	≧150～160 ＜90	≧160～170 ＜90

（資料：老年者高血壓治療的指導－1999年修訂版－厚生勞動省長壽科學綜合研究班）

⊙感覺身體異常就要立刻就醫

高齡者未出現併發症的高血壓，可以按照年齡而擬定如前頁表所示的治療計畫。如果第一階段仍然沒有充分降血壓的話，可以更換或併用其他藥物，使血壓慢慢下降。

高齡者開始利用藥物治療時，可能已經持續十年以上使用同樣的藥物，所以，變更或併用其他藥物時，會與降壓目標值略有出入，或出現以往不曾發生過的副作用。因此，在進行藥物治療的期間，要定期接受醫師的檢查。

藥物的副作用與QOL

降壓劑雖然是副作用較少且能夠長期服用的藥物，但也並不是完全沒有副作用。長期間服藥，可能會出現起立性眩暈、頭暈、無力感等，使得原本有元氣的人變得沒有幹勁。即使血壓下降，但QOL（生活品質）也可能會降低。

治療的目的就是要使血壓恢復正常值，這樣才能有元氣的生活。一旦日常生活的品質降低，就表示降壓治療並不順利。出現這些症狀時，一定要就醫。

血壓下降過度很危險

腦、心臟、腎臟等臟器障礙嚴重的人，或罹患動脈硬化的人，一旦血壓下降到正常範圍（收縮壓一四〇㎜Hg以下、舒張壓九十㎜Hg以下）時，到達臟器的血流不足，反而會使臟器功能惡化。因此，這些人要設定較高的目標植。驟然使血壓下降，可能會引起腦梗塞、心肌梗塞，要注意。

COLUMN

兒童高血壓幾乎原因不明

基本上兒童的高血壓在孩提時代就要治好

經由血壓健康檢查，發現中小學生的〇・一～一%、高中生約三%的人出現高血壓。有些是因為疾病所造成的續發性高血壓，但幾乎都是原因不明的原發性高血壓。

兒童的高血壓與大人相同，大多是因為過剩攝取速食品，導致動物性脂肪攝取太多。此外，最近兒童不斷增加的肥胖的併發症，也是引起高血壓的一大原因。

兒童時期罹患高血壓的人，長大成人後罹患高血壓的機率很高，因此，在兒童時期就要儘早接受治療。

首先要改善生活，而藥物治療要從少量開始

兒童或青年的原發性高血壓，血壓上升程度比大人輕微，幾乎不必利用藥物治

療。

只要改善食鹽或動物性脂肪攝取過多的飲食習慣，而且解決肥胖問題、積極運動等，改善生活習慣，就能夠控制血壓。但是，如果生活習慣改善三個月卻無效的話，那就要考慮使用藥物治療。

使用的降壓劑，大致與成人相同，但是，孕婦和可能懷孕的十幾歲女性，禁用ACE抑制劑與AⅡ受體拮抗劑。

以兒童的體格來計算藥物的用量。通常七歲兒童的用量為成人的一半，不過，最初要投與更少的藥量，觀察血壓的演變情況來增減投藥量。

併用感冒藥等市售藥時要慎重其事

服用降壓劑的患者，在利用市售藥時要格外的小心。藥物之間的強化作用，可能會減低降壓效果或產生副作用，事前要與醫師商量。

感冒或腹痛時往往會併用市售藥。但是，降壓劑與市售藥一併服用時，藥物之間的強化作用可能會使血壓上升或減低降壓劑的效果。主要市售藥與降壓劑的相互作用如下。

●要注意感冒藥的PPA

市售感冒藥、鼻炎藥、止咳藥中廣泛使用的成分PPA，一旦大量使用，就會引起腦溢血。

罹患高血壓症或心臟病的人，或曾經出現腦溢血的人，絕對禁止使用。

此外，麻黃鹼等的成分會減弱β阻斷劑或ACE抑制劑的作用，使血壓上升。

●因為胃潰瘍而常用胃藥的人也要注意

胃不消化或食慾不振有時服用胃藥，那沒什麼問題，但因為胃潰瘍等而長期持續服用Cimetidine類胃藥時，會降低β阻斷劑或鈣拮抗劑的作用，使血壓上升。

另外，抑制胃酸過多的胃藥成分氧化鎂，會控制ACE抑制劑的吸收，減弱降壓作用。服用這類胃藥時，要事先和醫師商量。

●服用頭痛藥或鎮痛藥時也要與醫師商量

降壓劑的副作用之一，就是會引起頭痛。但是，任意服用頭痛藥，依成分的不同，可能會產生問題。

就像阿斯匹林或抗炎吲哚酸等非類固醇系列的消炎鎮痛藥，會減弱β阻斷劑、ACE抑制劑、降壓利尿劑的效果，服用前要與醫師商量。

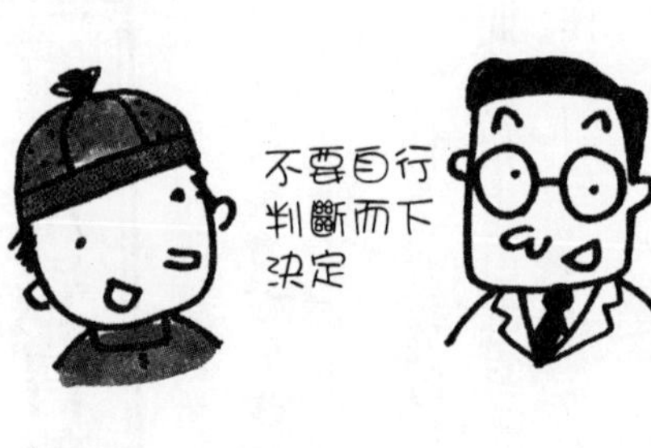

❗是否可以併用中藥？

中藥是配合個人的體質或疾病的性質、症狀綜合判斷「證」來使用的藥物。每個人所使用的藥物形態都不同，所以，不要自行購買對高血壓有效的中藥。

已經使用降壓劑的人，併用中藥時，可能會使血壓下降過度，或作用相互抵消，結果藥物變得無效。因此，一定要和醫師商量。

此外，即使現在所使用的降壓劑無效，但也不能瞞著醫師停止服用而只依賴中藥，這樣會造成很大的問題。一定要先和醫師商量。

併用藥物前要和醫師商量

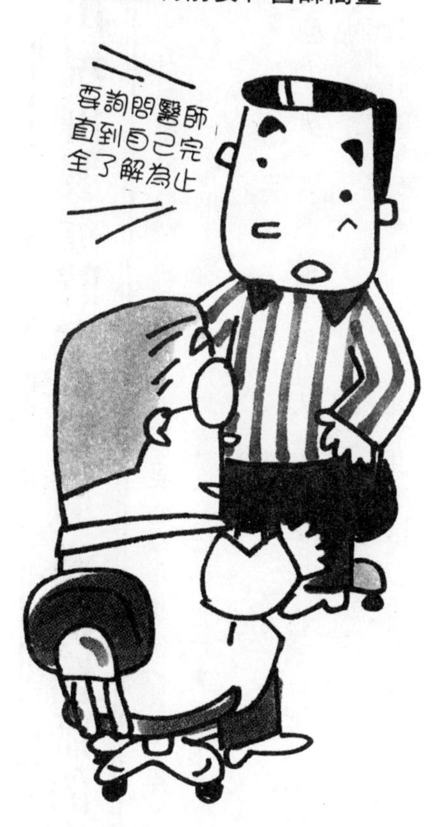

感冒藥PPA是高血壓或心臟病患者絕對要禁用的藥物

出現併發症時尤其更要遵從醫師的指示

高血壓所引起的併發症，必須要管理疾病、控制血壓來進行治療。藥物之間具有相互作用，所以一定要遵從醫師的指示來服藥。

腦、心臟、腎臟等有毛病的人，可以使用不會讓這些疾病惡化、反而能夠改善症狀的降壓劑。

不要使用強烈藥物，而要選擇作用緩和、能夠慢慢控制血壓的藥物。各種併發症的治療藥以及相互作用的重點如下。

●腦血管障礙

腦中風的發病，在一～二週的急性期血壓會升高。通常這時不會使用降壓劑，而要保持靜養以及治療腦腫瘤，藉著導尿等來降壓。

發病一個月以上的慢性期，為避免發作及復發，則要控制血壓。從目標的程度開始，在二～三個月內，慢慢的降壓到目標值一五〇～一七〇／未滿九十五㎜Hg，最終目標則是一四〇～一五〇／九十㎜Hg。

使用的降壓劑，主要是能促使腦部血液循環良好的鈣拮抗劑及ACE抑制劑。

●心臟疾病

很多高血壓都會併發狹心症、心肌梗塞等危險的心臟病。除了高血壓以外，其他危險因子對於心臟血管障礙也有很大的影響。為了預防這些疾病的發作，與腦中風相比，利用降壓劑的效果比較小。

以狹心症為例，通常是使用不會對心臟造成負擔的鈣拮抗劑及β阻斷劑。鈣拮抗劑是使用長時間作用型。而心肌梗塞則可以使用β阻斷劑或ACE抑制劑。

在歐美，高血壓患者最容易引起心臟衰竭的疾病。但自從採取降壓治療後，使得心臟衰竭的罹病率大為降低。

伴隨心臟衰竭的高血壓，是使用ACE抑制劑與利尿劑。ACE抑制劑具有很高的降壓效果，所以，最初宜少量使用，確認沒有低血壓、腎功能減退的副作用之後，才能持續使用。而心臟肥大的情況，主要是使用ACE抑制劑。

●腎臟疾病

腎臟也是因為高血壓而產生毛病，但另一方面，腎臟疾病也是引起高血壓的原因。高血壓併發腎臟疾病時，需要調查因果關係，進行藥物治療。

如果是因為高血壓而引起腎臟病，首先要藉著飲食徹底的控制鹽分攝取量，進行減鹽療法。同時，使用ACE抑制劑或鈣拮抗劑等的降壓劑以提升效果。

如果是因為腎臟病而引起高血壓的情況，則當腎功能減退、納或水分排泄異常時，就要配合病情使用降壓利尿劑、β阻斷劑、鈣拮抗劑或ACE抑制劑。

另外，如果是腎臟過剩分泌高血壓蛋白原酶升壓物質的腎性高血壓，需要利用鈣拮抗劑、中樞性交感神經抑制劑等來控制血壓。

●糖尿病

糖尿病和高血壓有密切的關係，都有引起動脈硬化的危險性。高血壓併發糖尿病時，引起狹心症或心肌梗塞的危險性很高，所以，要進行血糖管理並嚴格管理血壓。為了控制血壓，要基於不使糖尿病惡化、注意全身症狀的考量來使用降壓劑。

併發糖尿病時，只要使血壓下降，就能提升治療效果。因此，目標血壓值設定較低，為一三〇／未滿八十五㎜Hg。降壓劑主要是使用ACE抑制劑、鈣拮抗劑、α阻斷劑這三種。另一方面，降壓利尿劑或β阻斷劑對於胰島素感受性或糖代謝等會造成不良影響，最好不要使用。

●高血脂症

高血壓併發高血脂症時，動脈硬化的危險性會增加，所以，要對二種疾病進行積極的管理。首先要消除肥胖、控制飲酒、解決運動不足的問題以及實行食物療法等，改善生活習慣，同時利用降壓劑降血壓。

併發高血脂症時，必須考慮到各種降壓劑對脂質代謝造成的影響。利尿劑會使總膽固醇、中性脂肪、LDL膽固醇（壞膽固醇）上升，而β阻斷劑則會使中性脂肪上升，降低HDL膽固醇（好膽固醇）。

此外，α阻斷劑會使血清膽固醇減少，造成HDL膽固醇上升。一般而言，會使用ACE抑制劑、AⅡ受體拮抗劑、鈣拮抗劑、中樞性交感神經抑制劑。

❗出現併發症時要避免血壓過度下降

進行降壓治療時，原則上收縮壓的目標為一四〇㎜Hg以下，舒張壓為九十㎜Hg以下。但這只是一般的標準，應該要考慮到年齡及併發症的有無等來設定適合個人的目標值。出現併發症時，血壓下降過度，反而會使併發症惡化。

不能併用的藥物的相互作用

併用鈣拮抗劑與β阻斷劑，容易引起徐脈（脈搏跳動次數減少）。ACE抑制劑、AⅡ受體拮抗劑以及鉀保持性利尿劑容易引起高血鉀症。此外，使用毛地黃的人，追加鈣拮抗劑時，會使毛地黃的血中濃度上升。而Cimetidine以及H2阻斷劑，則會增強拮抗劑的作用。併用這些藥物時，要特別注意。

為何ACE抑制劑、血管緊張素受體拮抗劑對國人難以奏效呢？

根據報告顯示，ACE抑制劑、血管緊張素受體拮抗劑對歐美人具有很好的效果。但是國內的現狀則與該報告相去甚遠。

一大原因就是食鹽攝取量的問題。使用ACE抑制劑或血管緊張素受體拮抗劑時，必須像歐美人一樣，一天攝取十公克以下的食鹽才會奏效。但是，一天食鹽量攝取超過十五公克以上時，效果會降低為一半以下。現在國人每天的食鹽攝取量為十三公克以上，這或許就是ACE抑制劑或血管緊張素受體拮抗劑難以奏效的原因。

減鹽當然很重要，但是效果不彰時，也可以使用利尿劑。

memo

其他的併發症

●肥胖

持續半年進行食物療法與運動療法但血壓沒有充分下降時，就要進行藥物治療。可以選擇除了降壓作用以外還具有其他特徵的降壓藥物。例如高血脂症等代謝異常的情況，可以使用α阻斷劑。出現糖尿病時，可選擇ACE抑制劑、α阻斷劑或AⅡ受體拮抗劑。

●支氣管氣喘

不可使用β阻斷劑或$\alpha\beta$阻斷劑，否則會使氣喘惡化。不會對支氣管的過敏性造成影響的，就是ACE抑制劑。幾乎所有的氣喘都會利用這種藥物來治療。

●痛風

要使用不會促使尿酸值上升的降壓劑。利尿劑會使尿酸的濃度上升，最好不要使用。AⅡ受體拮抗劑則具有排出尿酸的作用，可以奏效。

●肝障礙

β阻斷劑中，有些具有很好的腎排泄性。鈣拮抗劑有時會引起肝障礙，使用時要注意。

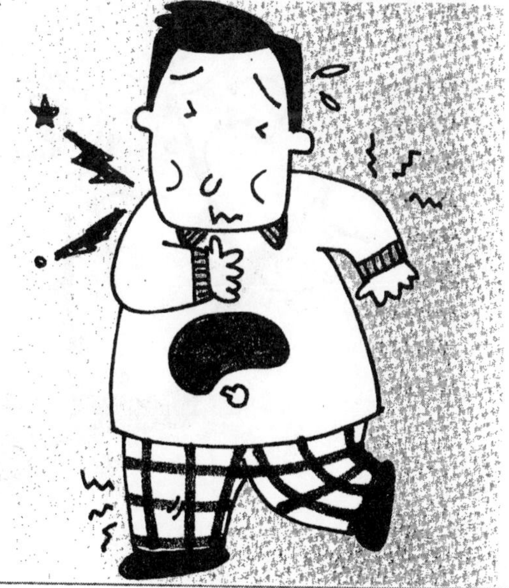

●作者介紹

鈴木　洋通

埼玉醫科大學腎臟內科教授，55歲。專攻腎臟病和高血壓，每天忙於上課、研究、診療、寫稿、演講等。

奈良　昌治

足利紅十字醫院院長。日本全身檢查學會理事長、日本醫院學會副會長。擔任厚生勞動省健康評價檢討委員會委員長，整理完成本書的基礎『健康評價手冊』。

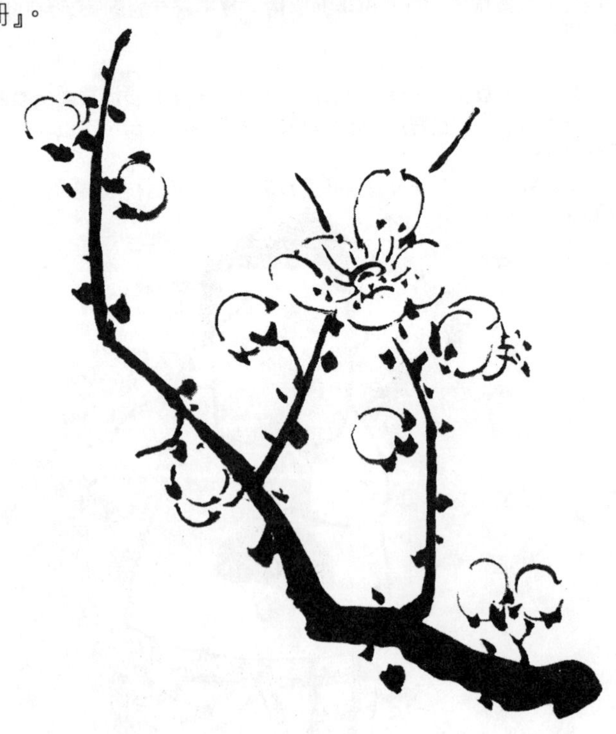

3. 上班女性的壓力症候群　池下育子著　200 元
4. 漏尿、尿失禁　中田真木著　200 元
5. 高齡生產　大鷹美子著　200 元
6. 子宮癌　上坊敏子著　200 元
7. 避孕　早乙女智子著　200 元
8. 不孕症　中村春根著　200 元
9. 生理痛與生理不順　堀口雅子著　200 元
10. 更年期　野末悅子著　200 元

・傳統民俗療法・品冠編號 63

1. 神奇刀療法　潘文雄著　200 元
2. 神奇拍打療法　安在峰著　200 元
3. 神奇拔罐療法　安在峰著　200 元
4. 神奇艾灸療法　安在峰著　200 元
5. 神奇貼敷療法　安在峰著　200 元
6. 神奇薰洗療法　安在峰著　200 元
7. 神奇耳穴療法　安在峰著　200 元
8. 神奇指針療法　安在峰著　200 元
9. 神奇藥酒療法　安在峰著　200 元
10. 神奇藥茶療法　安在峰著　200 元
11. 神奇推拿療法　張貴荷著　200 元
12. 神奇止痛療法　漆 浩 著　200 元
13. 神奇天然藥食物療法　李琳編著　200 元

・常見病藥膳調養叢書・品冠編號 631

1. 脂肪肝四季飲食　蕭守貴著　200 元
2. 高血壓四季飲食　秦玖剛著　200 元
3. 慢性腎炎四季飲食　魏從強著　200 元
4. 高脂血症四季飲食　薛輝著　200 元
5. 慢性胃炎四季飲食　馬秉祥著　200 元
6. 糖尿病四季飲食　王耀獻著　200 元
7. 癌症四季飲食　李忠著　200 元
8. 痛風四季飲食　魯焰主編　200 元
9. 肝炎四季飲食　王虹等著　200 元
10. 肥胖症四季飲食　李偉等著　200 元
11. 膽囊炎、膽石症四季飲食　謝春娥著　200 元

・彩色圖解保健・品冠編號 64

1. 瘦身　主婦之友社　300 元
2. 腰痛　主婦之友社　300 元
3. 肩膀痠痛　主婦之友社　300 元

4. 腰、膝、腳的疼痛 主婦之友社 300元
5. 壓力、精神疲勞 主婦之友社 300元
6. 眼睛疲勞、視力減退 主婦之友社 300元

·心想事成·品冠編號65

1. 魔法愛情點心 結城莫拉著 120元
2. 可愛手工飾品 結城莫拉著 120元
3. 可愛打扮 & 髮型 結城莫拉著 120元
4. 撲克牌算命 結城莫拉著 120元

·少年偵探·品冠編號66

1. 怪盜二十面相 （精） 江戶川亂步著 特價189元
2. 少年偵探團 （精） 江戶川亂步著 特價189元
3. 妖怪博士 （精） 江戶川亂步著 特價189元
4. 大金塊 （精） 江戶川亂步著 特價230元
5. 青銅魔人 （精） 江戶川亂步著 特價230元
6. 地底魔術王 （精） 江戶川亂步著 特價230元
7. 透明怪人 （精） 江戶川亂步著 特價230元
8. 怪人四十面相 （精） 江戶川亂步著 特價230元
9. 宇宙怪人 （精） 江戶川亂步著 特價230元
10. 恐怖的鐵塔王國 （精） 江戶川亂步著 特價230元
11. 灰色巨人 （精） 江戶川亂步著 特價230元
12. 海底魔術師 （精） 江戶川亂步著 特價230元
13. 黃金豹 （精） 江戶川亂步著 特價230元
14. 魔法博士 （精） 江戶川亂步著 特價230元
15. 馬戲怪人 （精） 江戶川亂步著 特價230元
16. 魔人銅鑼 （精） 江戶川亂步著 特價230元
17. 魔法人偶 （精） 江戶川亂步著 特價230元
18. 奇面城的秘密 （精） 江戶川亂步著 特價230元
19. 夜光人 （精） 江戶川亂步著 特價230元
20. 塔上的魔術師 （精） 江戶川亂步著 特價230元
21. 鐵人Q （精） 江戶川亂步著 特價230元
22. 假面恐怖王 （精） 江戶川亂步著 特價230元
23. 電人M （精） 江戶川亂步著 特價230元
24. 二十面相的詛咒 （精） 江戶川亂步著 特價230元
25. 飛天二十面相 （精） 江戶川亂步著 特價230元
26. 黃金怪獸 （精） 江戶川亂步著 特價230元

·武術特輯·大展編號10

1. 陳式太極拳入門 馮志強編著 180元
2. 武式太極拳 郝少如編著 200元

3. 中國跆拳道實戰 100 例	岳維傳著	220 元
4. 教門長拳	蕭京凌編著	150 元
5. 跆拳道	蕭京凌編譯	180 元
6. 正傳合氣道	程曉鈴譯	200 元
8. 格鬥空手道	鄭旭旭編著	200 元
9. 實用跆拳道	陳國榮編著	200 元
10. 武術初學指南	李文英、解守德編著	250 元
11. 泰國拳	陳國榮著	180 元
12. 中國式摔跤	黃　斌編著	180 元
13. 太極劍入門	李德印編著	180 元
14. 太極拳運動	運動司編	250 元
15. 太極拳譜	清・王宗岳等著	280 元
16. 散手初學	冷　峰編著	200 元
17. 南拳	朱瑞琪編著	180 元
18. 吳式太極劍	王培生著	200 元
19. 太極拳健身與技擊	王培生著	250 元
20. 秘傳武當八卦掌	狄兆龍著	250 元
21. 太極拳論譚	沈　壽著	250 元
22. 陳式太極拳技擊法	馬　虹著	250 元
23. 二十四式/三十二式 太極 拳/劍	闞桂香著	180 元
24. 楊式秘傳 129 式太極長拳	張楚全著	280 元
25. 楊式太極拳架詳解	林炳堯著	280 元
26. 華佗五禽劍	劉時榮著	180 元
27. 太極拳基礎講座：基本功與簡化 24 式	李德印著	250 元
28. 武式太極拳精華	薛乃印著	200 元
29. 陳式太極拳拳理闡微	馬　虹著	350 元
30. 陳式太極拳體用全書	馬　虹著	400 元
31. 張三豐太極拳	陳占奎著	200 元
32. 中國太極推手	張　山主編	300 元
33. 48 式太極拳入門	門惠豐編著	220 元
34. 太極拳奇人奇功	嚴翰秀編著	250 元
35. 心意門秘籍	李新民編著	220 元
36. 三才門乾坤戊己功	王培生編著	220 元
37. 武式太極劍精華＋VCD	薛乃印編著	350 元
38. 楊式太極拳	傅鐘文演述	200 元
39. 陳式太極拳、劍 36 式	闞桂香編著	250 元
40. 正宗武式太極拳	薛乃印著	220 元
41. 杜元化＜太極拳正宗＞考析	王海洲等著	300 元
42. ＜珍貴版＞陳式太極拳	沈家楨著	280 元
43. 24 式太極拳＋VCD	中國國家體育總局著	350 元
44. 太極推手絕技	安在峰編著	250 元
45. 孫祿堂武學錄	孫祿堂著	300 元
46. ＜珍貴本＞陳式太極拳精選	馮志強著	280 元
47. 武當趙堡太極拳小架	鄭悟清傳授	250 元

48.	太極拳習練知識問答	邱丕相主編	220 元
49.	八法拳 八法槍	武世俊著	220 元
50.	地趟拳＋VCD	張憲政著	350 元
51.	四十八式太極拳＋VCD	楊　靜演示	400 元
52.	三十二式太極劍＋VCD	楊　靜演示	300 元
53.	隨曲就伸 中國太極拳名家對話錄	余功保著	300 元
54.	陳式太極拳五功八法十三勢	鬫桂香著	200 元
55.	六合螳螂拳	劉敬儒等著	280 元
56.	古本新探華佗五禽戲	劉時榮編著	180 元
57.	陳式太極拳養生功＋VCD	陳正雷著	350 元
58.	中國循經太極拳二十四式教程	李兆生著	300 元
59.	＜珍貴本＞太極拳研究	唐豪・顧留馨著	250 元
60.	武當三豐太極拳	劉嗣傳著	300 元
61.	楊式太極拳體用圖解	崔仲三編著	400 元
62.	太極十三刀	張耀忠編著	230 元
63.	和式太極拳譜＋VCD	和有祿編著	450 元
64.	太極內功養生術	關永年著	300 元
65.	養生太極推手	黃康輝編著	280 元
66.	太極推手祕傳	安在峰編著	300 元
67.	楊少侯太極拳用架真詮	李璉編著	280 元
68.	細說陰陽相濟的太極拳	林冠澄著	350 元
69.	太極內功解祕	祝大彤編著	280 元

・彩色圖解太極武術・大展編號 102

1.	太極功夫扇	李德印編著	220 元
2.	武當太極劍	李德印編著	220 元
3.	楊式太極劍	李德印編著	220 元
4.	楊式太極刀	王志遠著	220 元
5.	二十四式太極拳（楊式）＋VCD	李德印編著	350 元
6.	三十二式太極劍（楊式）＋VCD	李德印編著	350 元
7.	四十二式太極劍＋VCD	李德印編著	350 元
8.	四十二式太極拳＋VCD	李德印編著	350 元
9.	16 式太極拳 18 式太極劍＋VCD	崔仲三著	350 元
10.	楊氏 28 式太極拳＋VCD	趙幼斌著	350 元
11.	楊式太極拳 40 式＋VCD	宗維潔編著	350 元
12.	陳式太極拳 56 式＋VCD	黃康輝等著	350 元
13.	吳式太極拳 45 式＋VCD	宗維潔編著	350 元
14.	精簡陳式太極拳 8 式、16 式	黃康輝編著	220 元
15.	精簡吳式太極拳＜36 式拳架・推手＞	柳恩久主編	220 元
16.	夕陽美功夫扇	李德印著	220 元
17.	綜合 48 式太極拳＋VCD	竺玉明編著	350 元
18.	32 式太極拳（四段）	宗維潔演示	220 元

·國際武術競賽套路·大展編號 103

1. 長拳　李巧玲執筆　220 元
2. 劍術　程慧琨執筆　220 元
3. 刀術　劉同為執筆　220 元
4. 槍術　張躍寧執筆　220 元
5. 棍術　殷玉柱執筆　220 元

·簡化太極拳·大展編號 104

1. 陳式太極拳十三式　陳正雷編著　200 元
2. 楊式太極拳十三式　楊振鐸編著　200 元
3. 吳式太極拳十三式　李秉慈編著　200 元
4. 武式太極拳十三式　喬松茂編著　200 元
5. 孫式太極拳十三式　孫劍雲編著　200 元
6. 趙堡太極拳十三式　王海洲編著　200 元

·導引養生功·大展編號 105

1. 疏筋壯骨功＋VCD　張廣德著　350 元
2. 導引保建功＋VCD　張廣德著　350 元
3. 頤身九段錦＋VCD　張廣德著　350 元
4. 九九還童功＋VCD　張廣德著　350 元
5. 舒心平血功＋VCD　張廣德著　350 元
6. 益氣養肺功＋VCD　張廣德著　350 元
7. 養生太極扇＋VCD　張廣德著　350 元
8. 養生太極棒＋VCD　張廣德著　350 元
9. 導引養生形體詩韻＋VCD　張廣德著　350 元
10. 四十九式經絡動功＋VCD　張廣德著　350 元

·中國當代太極拳名家名著·大展編號 106

1. 李德印太極拳規範教程　李德印著　550 元
2. 王培生吳式太極拳詮真　王培生著　500 元
3. 喬松茂武式太極拳詮真　喬松茂著　450 元
4. 孫劍雲孫式太極拳詮真　孫劍雲著　350 元
5. 王海洲趙堡太極拳詮真　王海洲著　500 元
6. 鄭琛太極拳道詮真　鄭琛著　450 元

·古代健身功法·大展編號 107

1. 練功十八法　蕭凌編著　200 元
2. 十段錦運動　劉時榮編著　180 元

3. 二十八式長壽健身操　劉時榮著　180 元
4. 簡易太極拳健身功　王建華著　200 元

・名師出高徒・大展編號 111

1. 武術基本功與基本動作　劉玉萍編著　200 元
2. 長拳入門與精進　吳彬等著　220 元
3. 劍術刀術入門與精進　楊柏龍等著　220 元
4. 棍術、槍術入門與精進　邱丕相編著　220 元
5. 南拳入門與精進　朱瑞琪編著　220 元
6. 散手入門與精進　張山等著　220 元
7. 太極拳入門與精進　李德印編著　280 元
8. 太極推手入門與精進　田金龍編著　220 元

・實用武術技擊・大展編號 112

1. 實用自衛拳法　溫佐惠著　250 元
2. 搏擊術精選　陳清山等著　220 元
3. 秘傳防身絕技　程崑彬著　230 元
4. 振藩截拳道入門　陳琦平著　220 元
5. 實用擒拿法　韓建中著　220 元
6. 擒拿反擒拿 88 法　韓建中著　250 元
7. 武當秘門技擊術入門篇　高翔著　250 元
8. 武當秘門技擊術絕技篇　高翔著　250 元
9. 太極拳實用技擊法　武世俊著　220 元
10. 奪凶器基本技法　韓建中著　220 元

・中國武術規定套路・大展編號 113

1. 螳螂拳　中國武術系列　300 元
2. 劈掛拳　規定套路編寫組　300 元
3. 八極拳　國家體育總局　250 元
4. 木蘭拳　國家體育總局　230 元

・中華傳統武術・大展編號 114

1. 中華古今兵械圖考　裴錫榮主編　280 元
2. 武當劍　陳湘陵編著　200 元
3. 梁派八卦掌（老八掌）　李子鳴遺著　220 元
4. 少林 72 藝與武當 36 功　裴錫榮主編　230 元
5. 三十六把擒拿　佐藤金兵衛主編　200 元
6. 武當太極拳與盤手 20 法　裴錫榮主編　220 元

・少林功夫・大展編號 115

	書名	作者	定價
1.	少林打擂秘訣	德虔、素法編著	300 元
2.	少林三大名拳 炮拳、大洪拳、六合拳	門惠豐等著	200 元
3.	少林三絕 氣功、點穴、擒拿	德虔編著	300 元
4.	少林怪兵器秘傳	素法等著	250 元
5.	少林護身暗器秘傳	素法等著	220 元
6.	少林金剛硬氣功	楊維編著	250 元
7.	少林棍法大全	德虔、素法編著	250 元
8.	少林看家拳	德虔、素法編著	250 元
9.	少林正宗七十二藝	德虔、素法編著	280 元
10.	少林瘋魔棍闡宗	馬德著	250 元
11.	少林正宗太祖拳法	高翔著	280 元
12.	少林拳技擊入門	劉世君編著	220 元
13.	少林十路鎮山拳	吳景川主編	300 元
14.	少林氣功祕集	釋德虔編著	220 元
15.	少林十大武藝	吳景川主編	450 元

・迷蹤拳系列・大展編號 116

	書名	作者	定價
1.	迷蹤拳（一）+VCD	李玉川編著	350 元
2.	迷蹤拳（二）+VCD	李玉川編著	350 元
3.	迷蹤拳（三）	李玉川編著	250 元
4.	迷蹤拳（四）+VCD	李玉川編著	580 元
5.	迷蹤拳（五）	李玉川編著	250 元

・原地太極拳系列・大展編號 11

	書名	作者	定價
1.	原地綜合太極拳 24 式	胡啟賢創編	220 元
2.	原地活步太極拳 42 式	胡啟賢創編	200 元
3.	原地簡化太極拳 24 式	胡啟賢創編	200 元
4.	原地太極拳 12 式	胡啟賢創編	200 元
5.	原地青少年太極拳 22 式	胡啟賢創編	220 元

・道學文化・大展編號 12

	書名	作者	定價
1.	道在養生：道教長壽術	郝勤等著	250 元
2.	龍虎丹道：道教內丹術	郝勤著	300 元
3.	天上人間：道教神仙譜系	黃德海著	250 元
4.	步罡踏斗：道教祭禮儀典	張澤洪著	250 元
5.	道醫窺秘：道教醫學康復術	王慶餘等著	250 元
6.	勸善成仙：道教生命倫理	李剛著	250 元
7.	洞天福地：道教宮觀勝境	沙銘壽著	250 元
8.	青詞碧簫：道教文學藝術	楊光文等著	250 元

9. 沈博絕麗：道教格言精粹　朱耕發等著　250 元

·易學智慧·大展編號 122

1. 易學與管理　余敦康主編　250 元
2. 易學與養生　劉長林等著　300 元
3. 易學與美學　劉綱紀等著　300 元
4. 易學與科技　董光壁著　280 元
5. 易學與建築　韓增祿著　280 元
6. 易學源流　鄭萬耕著　280 元
7. 易學的思維　傅雲龍等著　250 元
8. 周易與易圖　李申著　250 元
9. 中國佛教與周易　王仲堯著　350 元
10. 易學與儒學　任俊華著　350 元
11. 易學與道教符號揭秘　詹石窗著　350 元
12. 易傳通論　王博著　250 元
13. 談古論今說周易　龐鈺龍著　280 元
14. 易學與史學　吳懷祺著　230 元
15. 易學與天文　盧央著　230 元
16. 易學與生態環境　楊文衡著　230 元
17. 易學與中國傳統醫學　蕭漢民著　280 元

·神算大師·大展編號 123

1. 劉伯溫神算兵法　應涵編著　280 元
2. 姜太公神算兵法　應涵編著　280 元
3. 鬼谷子神算兵法　應涵編著　280 元
4. 諸葛亮神算兵法　應涵編著　280 元

·鑑往知來·大展編號 124

1. 《三國志》給現代人的啟示　陳羲主編　220 元
2. 《史記》給現代人的啟示　陳羲主編　220 元
3. 《論語》給現代人的啟示　陳羲主編　220 元

·秘傳占卜系列·大展編號 14

1. 手相術　淺野八郎著　180 元
2. 人相術　淺野八郎著　180 元
3. 西洋占星術　淺野八郎著　180 元
4. 中國神奇占卜　淺野八郎著　150 元
5. 夢判斷　淺野八郎著　150 元
7. 法國式血型學　淺野八郎著　150 元
8. 靈感、符咒學　淺野八郎著　150 元

9. 紙牌占卜術　淺野八郎著　150元
10. ESP超能力占卜　淺野八郎著　150元
11. 猶太數的秘術　淺野八郎著　150元
13. 塔羅牌預言秘法　淺野八郎著　200元

・趣味心理講座・大展編號15

1. 性格測驗（1）探索男與女　淺野八郎著　140元
2. 性格測驗（2）透視人心奧秘　淺野八郎著　140元
3. 性格測驗（3）發現陌生的自己　淺野八郎著　140元
4. 性格測驗（4）發現你的真面目　淺野八郎著　140元
5. 性格測驗（5）讓你們吃驚　淺野八郎著　140元
6. 性格測驗（6）洞穿心理盲點　淺野八郎著　140元
7. 性格測驗（7）探索對方心理　淺野八郎著　140元
8. 性格測驗（8）由吃認識自己　淺野八郎著　160元
9. 性格測驗（9）戀愛知多少　淺野八郎著　160元
10. 性格測驗（10）由裝扮瞭解人心　淺野八郎著　160元
11. 性格測驗（11）敲開內心玄機　淺野八郎著　140元
12. 性格測驗（12）透視你的未來　淺野八郎著　160元
13. 血型與你的一生　淺野八郎著　160元
14. 趣味推理遊戲　淺野八郎著　160元
15. 行為語言解析　淺野八郎著　160元

・婦幼天地・大展編號16

1. 八萬人減肥成果　黃靜香譯　180元
2. 三分鐘減肥體操　楊鴻儒譯　150元
3. 窈窕淑女美髮秘訣　柯素娥譯　130元
4. 使妳更迷人　成　玉譯　130元
5. 女性的更年期　官舒妍編譯　160元
6. 胎內育兒法　李玉瓊編譯　150元
7. 早產兒袋鼠式護理　唐岱蘭譯　200元
9. 初次育兒12個月　婦幼天地編譯組　180元
10. 斷乳食與幼兒食　婦幼天地編譯組　180元
11. 培養幼兒能力與性向　婦幼天地編譯組　180元
12. 培養幼兒創造力的玩具與遊戲　婦幼天地編譯組　180元
13. 幼兒的症狀與疾病　婦幼天地編譯組　180元
14. 腿部苗條健美法　婦幼天地編譯組　180元
15. 女性腰痛別忽視　婦幼天地編譯組　150元
16. 舒展身心體操術　李玉瓊編譯　130元
17. 三分鐘臉部體操　趙薇妮著　160元
18. 生動的笑容表情術　趙薇妮著　160元
19. 心曠神怡減肥法　川津祐介著　130元
20. 內衣使妳更美麗　陳玄茹譯　130元

21.	瑜伽美姿美容	黃靜香編著	180 元
22.	高雅女性裝扮學	陳珮玲譯	180 元
23.	蠶糞肌膚美顏法	梨秀子著	160 元
24.	認識妳的身體	李玉瓊譯	160 元
25.	產後恢復苗條體態	居理安・芙萊喬著	200 元
26.	正確護髮美容法	山崎伊久江著	180 元
27.	安琪拉美姿養生學	安琪拉蘭斯博瑞著	180 元
28.	女體性醫學剖析	增田豐著	220 元
29.	懷孕與生產剖析	岡部綾子著	180 元
30.	斷奶後的健康育兒	東城百合子著	220 元
31.	引出孩子幹勁的責罵藝術	多湖輝著	170 元
32.	培養孩子獨立的藝術	多湖輝著	170 元
33.	子宮肌瘤與卵巢囊腫	陳秀琳編著	180 元
34.	下半身減肥法	納他夏・史達賓著	180 元
35.	女性自然美容法	吳雅菁編著	180 元
36.	再也不發胖	池園悅太郎著	170 元
37.	生男生女控制術	中垣勝裕著	220 元
38.	使妳的肌膚更亮麗	楊　皓編著	170 元
39.	臉部輪廓變美	芝崎義夫著	180 元
40.	斑點、皺紋自己治療	高須克彌著	180 元
41.	面皰自己治療	伊藤雄康著	180 元
42.	隨心所欲瘦身冥想法	原久子著	180 元
43.	胎兒革命	鈴木丈織著	180 元
44.	NS 磁氣平衡法塑造窈窕奇蹟	古屋和江著	180 元
45.	享瘦從腳開始	山田陽子著	180 元
46.	小改變瘦 4 公斤	宮本裕子著	180 元
47.	軟管減肥瘦身	高橋輝男著	180 元
48.	海藻精神秘美容法	劉名揚編著	180 元
49.	肌膚保養與脫毛	鈴木真理著	180 元
50.	10 天減肥 3 公斤	彤雲編輯組	180 元
51.	穿出自己的品味	西村玲子著	280 元
52.	小孩髮型設計	李芳黛譯	250 元

・青　春　天　地・大展編號 17

1.	A 血型與星座	柯素娥編譯	160 元
2.	B 血型與星座	柯素娥編譯	160 元
3.	0 血型與星座	柯素娥編譯	160 元
4.	AB 血型與星座	柯素娥編譯	120 元
5.	青春期性教室	呂貴嵐編譯	130 元
9.	小論文寫作秘訣	林顯茂編譯	120 元
11.	中學生野外遊戲	熊谷康編著	120 元
12.	恐怖極短篇	柯素娥編譯	130 元
13.	恐怖夜話	小毛驢編譯	130 元

14. 恐怖幽默短篇	小毛驢編譯	120 元
15. 黑色幽默短篇	小毛驢編譯	120 元
16. 靈異怪談	小毛驢編譯	130 元
17. 錯覺遊戲	小毛驢編著	130 元
18. 整人遊戲	小毛驢編著	150 元
19. 有趣的超常識	柯素娥編譯	130 元
20. 哦！原來如此	林慶旺編譯	130 元
21. 趣味競賽 100 種	劉名揚編譯	120 元
22. 數學謎題入門	宋釗宜編譯	150 元
23. 數學謎題解析	宋釗宜編譯	150 元
24. 透視男女心理	林慶旺編譯	120 元
25. 少女情懷的自白	李桂蘭編譯	120 元
26. 由兄弟姊妹看命運	李玉瓊編譯	130 元
27. 趣味的科學魔術	林慶旺編譯	150 元
28. 趣味的心理實驗室	李燕玲編譯	150 元
29. 愛與性心理測驗	小毛驢編譯	130 元
30. 刑案推理解謎	小毛驢編譯	180 元
31. 偵探常識推理	小毛驢編譯	180 元
32. 偵探常識解謎	小毛驢編譯	130 元
33. 偵探推理遊戲	小毛驢編譯	180 元
34. 趣味的超魔術	廖玉山編著	150 元
35. 趣味的珍奇發明	柯素娥編著	150 元
36. 登山用具與技巧	陳瑞菊編著	150 元
37. 性的漫談	蘇燕謀編著	180 元
38. 無的漫談	蘇燕謀編著	180 元
39. 黑色漫談	蘇燕謀編著	180 元
40. 白色漫談	蘇燕謀編著	180 元

・健　康　天　地・大展編號 18

1. 壓力的預防與治療	柯素娥編譯	130 元
2. 超科學氣的魔力	柯素娥編譯	130 元
3. 尿療法治病的神奇	中尾良一著	130 元
4. 鐵證如山的尿療法奇蹟	廖玉山譯	120 元
5. 一日斷食健康法	葉慈容編譯	150 元
6. 胃部強健法	陳炳崑譯	120 元
7. 癌症早期檢查法	廖松濤譯	160 元
8. 老人痴呆症防止法	柯素娥編譯	170 元
9. 松葉汁健康飲料	陳麗芬編譯	150 元
10. 揉肚臍健康法	永井秋夫著	150 元
11. 過勞死、猝死的預防	卓秀貞編譯	130 元
12. 高血壓治療與飲食	藤山順豐著	180 元
13. 老人看護指南	柯素娥編譯	150 元
14. 美容外科淺談	楊啟宏著	150 元

15. 美容外科新境界	楊啟宏著	150元
16. 鹽是天然的醫生	西英司郎著	140元
17. 年輕十歲不是夢	梁瑞麟譯	200元
18. 茶料理治百病	桑野和民著	180元
20. 杜仲茶養顏減肥法	西田博著	170元
21. 蜂膠驚人療效	瀨長良三郎著	180元
22. 蜂膠治百病	瀨長良三郎著	180元
23. 醫藥與生活	鄭炳全著	180元
24. 鈣長生寶典	落合敏著	180元
25. 大蒜長生寶典	木下繁太郎著	160元
26. 居家自我健康檢查	石川恭三著	160元
27. 永恆的健康人生	李秀鈴譯	200元
28. 大豆卵磷脂長生寶典	劉雪卿譯	150元
29. 芳香療法	梁艾琳譯	160元
30. 醋長生寶典	柯素娥譯	180元
31. 從星座透視健康	席拉・吉蒂斯著	180元
32. 愉悅自在保健學	野本二士夫著	160元
33. 裸睡健康法	丸山淳士等著	160元
35. 維他命長生寶典	菅原明子著	180元
36. 維他命C新效果	鐘文訓編	150元
37. 手、腳病理按摩	堤芳朗著	160元
38. AIDS瞭解與預防	彼得塔歇爾著	180元
39. 甲殼質殼聚糖健康法	沈永嘉譯	160元
40. 神經痛預防與治療	木下真男著	160元
41. 室內身體鍛鍊法	陳炳崑編著	160元
42. 吃出健康藥膳	劉大器編著	180元
43. 自我指壓術	蘇燕謀編著	160元
44. 紅蘿蔔汁斷食療法	李玉瓊編著	150元
45. 洗心術健康秘法	竺翠萍編譯	170元
46. 枇杷葉健康療法	柯素娥編譯	180元
47. 抗衰血癒	楊啟宏著	180元
48. 與癌搏鬥記	逸見政孝著	180元
49. 冬蟲夏草長生寶典	高橋義博著	170元
50. 痔瘡・大腸疾病先端療法	宮島伸宜著	180元
51. 膠布治癒頑固慢性病	加瀨建造著	180元
52. 芝麻神奇健康法	小林貞作著	170元
53. 香煙能防止癡呆?	高田明和著	180元
54. 穀菜食治癌療法	佐藤成志著	180元
55. 貼藥健康法	松原英多著	180元
56. 克服癌症調和道呼吸法	帶津良一著	180元
58. 青春永駐養生導引術	早島正雄著	180元
59. 改變呼吸法創造健康	原久子著	180元
60. 荷爾蒙平衡養生秘訣	出村博著	180元
61. 水美肌健康法	井戶勝富著	170元

62. 認識食物掌握健康	廖梅珠編著	170 元
64. 酸莖菌驚人療效	上田明彥著	180 元
65. 大豆卵磷脂治現代病	神津健一著	200 元
66. 時辰療法—危險時刻凌晨 4 時	呂建強等著	180 元
67. 自然治癒力提升法	帶津良一著	180 元
68. 巧妙的氣保健法	藤平墨子著	180 元
69. 治癒 C 型肝炎	熊田博光著	180 元
70. 肝臟病預防與治療	劉名揚編著	180 元
71. 腰痛平衡療法	荒井政信著	180 元
72. 根治多汗症、狐臭	稻葉益巳著	220 元
73. 40 歲以後的骨質疏鬆症	沈永嘉譯	180 元
74. 認識中藥	松下一成著	180 元
75. 認識氣的科學	佐佐木茂美著	180 元
76. 我戰勝了癌症	安田伸著	180 元
77. 斑點是身心的危險信號	中野進著	180 元
78. 艾波拉病毒大震撼	玉川重德著	180 元
79. 重新還我黑髮	桑名隆一郎著	180 元
80. 身體節律與健康	林博史著	180 元
81. 生薑治萬病	石原結實著	180 元
83. 木炭驚人的威力	大槻彰著	200 元
84. 認識活性氧	井土貴司著	180 元
85. 深海鮫治百病	廖玉山編著	180 元
86. 神奇的蜂王乳	井上丹治著	180 元
87. 卡拉 OK 健腦法	東潔著	180 元
88. 卡拉 OK 健康法	福田伴男著	180 元
89. 醫藥與生活（二）	鄭炳全著	200 元
91. 年輕 10 歲快步健康法	石塚忠雄著	180 元
92. 石榴的驚人神效	岡本順子著	180 元
93. 飲料健康法	白鳥早奈英著	180 元
94. 健康棒體操	劉名揚編譯	180 元
95. 催眠健康法	蕭京凌編著	180 元
96. 鬱金（美王）治百病	水野修一著	180 元
97. 醫藥與生活（三）	鄭炳全著	200 元

・實用女性學講座・大展編號 19

1. 解讀女性內心世界	島田一男著	150 元
2. 塑造成熟的女性	島田一男著	150 元
3. 女性整體裝扮學	黃靜香編著	180 元
4. 女性應對禮儀	黃靜香編著	180 元
5. 女性婚前必修	小野十傳著	200 元
6. 徹底瞭解女人	田口二州著	180 元
7. 拆穿女性謊言 88 招	島田一男著	200 元
8. 解讀女人心	島田一男著	200 元

9. 俘獲女性絕招	志賀貢著	200 元
10. 愛情的壓力解套	中村理英子著	200 元
11. 妳是人見人愛的女孩	廖松濤編著	200 元

・校園系列・大展編號 20

1. 讀書集中術	多湖輝著	180 元
2. 應考的訣竅	多湖輝著	150 元
3. 輕鬆讀書贏得聯考	多湖輝著	180 元
4. 讀書記憶秘訣	多湖輝著	180 元
5. 視力恢復！超速讀術	江錦雲譯	180 元
6. 讀書 36 計	黃柏松編著	180 元
7. 驚人的速讀術	鐘文訓編著	170 元
8. 學生課業輔導良方	多湖輝著	180 元
9. 超速讀超記憶法	廖松濤編著	180 元
10. 速算解題技巧	宋釗宜編著	200 元
11. 看圖學英文	陳炳崑編著	200 元
12. 讓孩子最喜歡數學	沈永嘉譯	180 元
13. 催眠記憶術	林碧清譯	180 元
14. 催眠速讀術	林碧清譯	180 元
15. 數學式思考學習法	劉淑錦譯	200 元
16. 考試憑要領	劉孝暉著	180 元
17. 事半功倍讀書法	王毅希著	200 元
18. 超金榜題名術	陳蒼杰譯	200 元
19. 靈活記憶術	林耀慶編著	180 元
20. 數學增強要領	江修楨編著	180 元
21. 使頭腦靈活的數學	逢澤明著	200 元
22. 難解數學破題	宋釗宜著	200 元

・實用心理學講座・大展編號 21

1. 拆穿欺騙伎倆	多湖輝著	140 元
2. 創造好構想	多湖輝著	140 元
3. 面對面心理術	多湖輝著	160 元
4. 偽裝心理術	多湖輝著	140 元
5. 透視人性弱點	多湖輝著	180 元
6. 自我表現術	多湖輝著	180 元
7. 不可思議的人性心理	多湖輝著	180 元
8. 催眠術入門	多湖輝著	180 元
9. 責罵部屬的藝術	多湖輝著	150 元
10. 精神力	多湖輝著	150 元
11. 厚黑說服術	多湖輝著	150 元
12. 集中力	多湖輝著	150 元
13. 構想力	多湖輝著	150 元

國家圖書館出版品預行編目資料

高血壓健康診療／鈴木洋通、奈良昌治著；李久霖譯
－初版－臺北市，大展，民 93
面；21 公分－（健康加油站；7）
譯自：血壓が高めですよと言われた人の本
ISBN 957-468-304-4（平裝）
1. 高血壓
415.332　　　93006023

高血壓健康診療

ISBN 957-468-304-4

著 作 者／鈴木洋通、奈良昌治
譯　　者／李 久 霖
發 行 人／蔡 森 明
出 版 者／大展出版社有限公司
社　　址／台北市北投區（石牌）致遠一路 2 段 12 巷 1 號
電　　話／(02) 28236031・28236033・28233123
傳　　真／(02) 28272069
郵政劃撥／01669551
網　　址／www.dah-jaan.com.tw
E-mail／service@dah-jaan.com.tw
登 記 證／局版臺業字第 2171 號
承 印 者／國順文具印刷行
裝　　訂／建鑫印刷裝訂有限公司
排 版 者／千兵企業有限公司
初版1刷／2004 年（民 93 年） 7 月
初版2刷／2005 年（民 94 年）12 月　　定　價／200 元

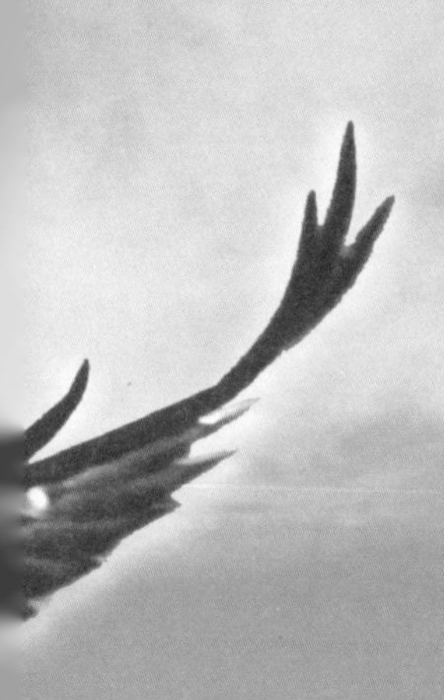

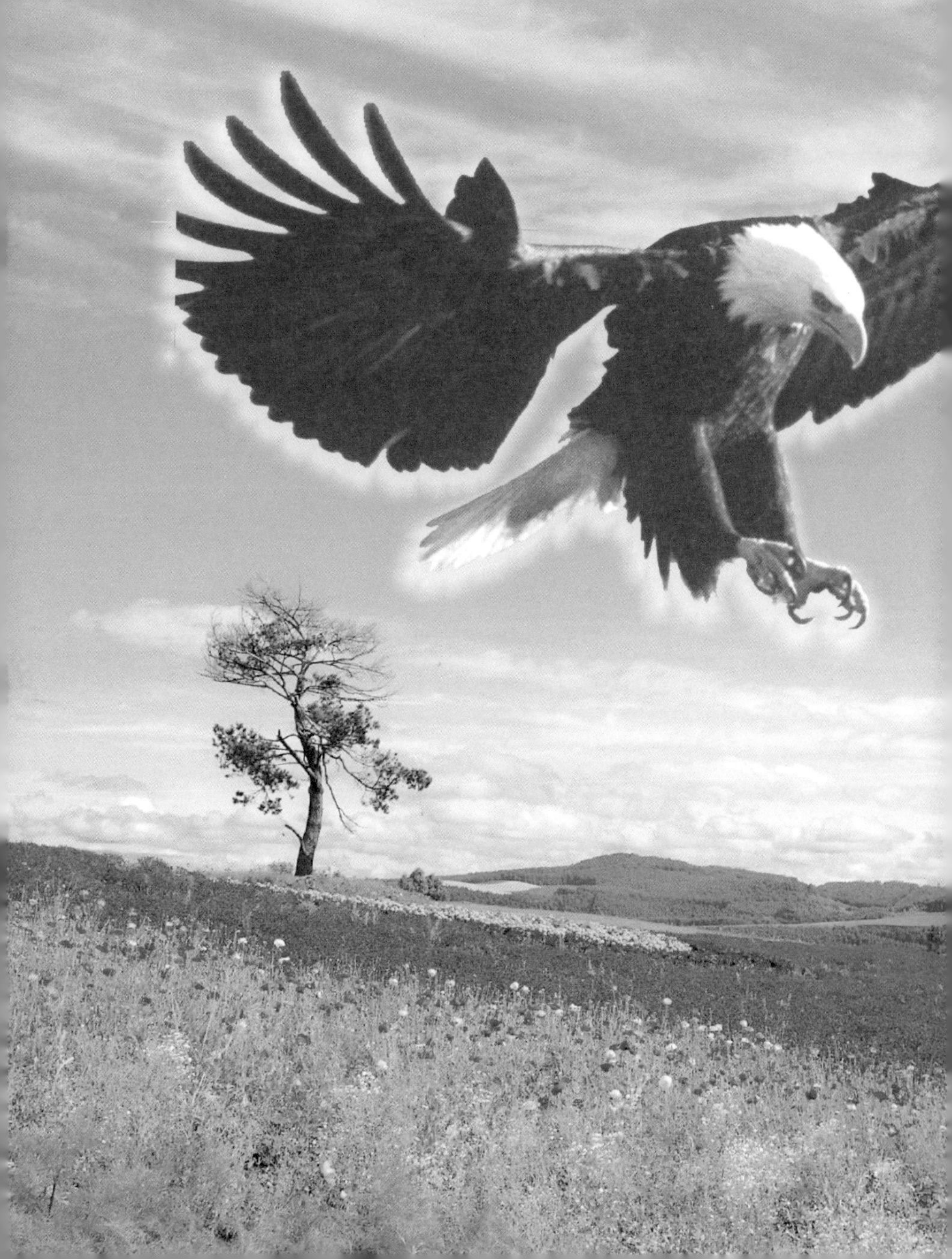